人体自藏"灵药"

——每天10分钟，捏捏按按提高自愈力

李志刚◎著

吉林科学技术出版社

图书在版编目（CIP）数据

人体自藏"灵药"：每天10分钟，捏捏按按提高自
愈力 / 李志刚著. -- 长春：吉林科学技术出版社，
2020.9
ISBN 978-7-5578-6983-0

Ⅰ．①人… Ⅱ．①李… Ⅲ．①按摩疗法(中医) Ⅳ.
①R244.1

中国版本图书馆CIP数据核字(2020)第051313号

人体自藏"灵药"——每天10分钟，捏捏按按提高自愈力
RENTI ZI CANG "LINGYAO" —— MEITIAN 10 FENZHONG, NIENIEAN' AN TIGAO ZIYULI

著　　者	李志刚	
出 版 人	宛　霞	
责任编辑	孟　波　穆思蒙	
封面设计	长春美印图文设计有限公司	
制　　版	长春美印图文设计有限公司	
幅面尺寸	170 mm×240 mm	
开　　本	16	
印　　张	12.5	
页　　数	200	
字　　数	200千字	
印　　数	1-7 000册	
版　　次	2020年9月第1版	
印　　次	2020年9月第1次印刷	
出　　版	吉林科学技术出版社	
发　　行	吉林科学技术出版社	
地　　址	长春市净月高新区福祉大路5788号出版大厦	
邮　　编	130021	

发行部电话/传真　0431-81629529　81629532　81629535
储运部电话　0431-86059116
编辑部电话　0431-81629517

网　　址	www.jlstp.net	
印　　刷	吉林省创美堂印刷有限公司	
书　　号	ISBN 978-7-5578-6983-0	
定　　价	39.90元	

序
人体自藏灵药，中医推拿有奇效

祖国医学博大精深，在中医的众多疗法中，不少患者对中医针灸推拿治疗疾病的疗效啧啧称赞。而推拿按摩作为重头戏，更是在生活中对疾病的预防和治疗发挥着重要的作用。尤其是在疾病的预防和养生方面，不需要借助药物，采用特定的手法作用于人体体表的特定部位，或是肌肉生长处，或是关节连接处，或是血脉循行处……以调节机体生理、病理状况，达到理疗的目的。这种不使用药物的自然疗法减轻了患者的痛苦，且不良反应较小，便于操作，在临床和人们的日常保健护理中深受青睐。

推拿按摩是以中医的脏腑、经络理论为基础，建议对中医理论有兴趣，希望更好理解、掌握推拿按摩手法，获得更好疗效的朋友们对此做一些大致的了解和学习，这对我们掌握推拿按摩要领，因人、因地、因时予以治疗，可以说是大有裨益的。

在中华医学发展的历史长河中，在还没有运用药物治疗疾病的时候，就出现了按摩治疗疾病的先例，因此，按摩可以说是我国最古老的医疗手段之一。说到中医推拿按摩，就不得不提一位古之医学大家——扁鹊。据记载，春秋战国时期，就有神医扁鹊用按摩配合针灸治疗的方法在虢太子病危时予以抢救成功的例子。至隋唐时期，更有推拿按摩的专科大夫。推拿按摩不断发展，直至现代广泛运用于临床治疗，其疗效早已名扬四海。

总的来说，推拿按摩能够起到调节气血、疏通经络、调养脏腑、通利关节的作用，适用范围广泛。当然，某些特殊穴位有适用范围和操作禁忌，我会在具体的章节中为大家详细列出。推拿按摩没有药物治疗的不良反应和药物耐受等缺点，较易被大众接受，应用范围广泛，可以作为日常生活的自我保健方法。

　　在临床治疗的过程中，我往往会先询问患者的病情，了解患者的体质、发病部位、病情程度后，为患者制订具体的治疗方案，并嘱咐患者一些注意事项。这是多数患者在医院的就医过程，但是考虑到患者就医便捷度、治疗效果等因素，本着"授人以鱼不如授人以渔"的理念，我往往会传授患者一些常用的、便于操作的推拿按摩方法，以便于患者日常护理，勤加巩固治疗效果，如此能取得事半功倍的效果。其实，通过医生确定治疗方案是一方面，患者朋友如果能根据自己的身体状况，学习掌握这样一门技术，勤动脑，勤动手，那么于患者而言岂不是更加方便？

　　不吃药、不打针、操作方便是推拿疗法的优点，但不等于人人都能成为一名推拿师。人人都想很好地将推拿手法运用到日常保健治疗中，而好的治疗方法必然以充分的理论基础为前提。为了让推拿按摩更深入人们的日常生活，为日常简单治疗和保健所用，我将数十年的临床经验总结成一个个简短的案例故事，把复杂的理论用简单易懂的语言和方法呈现给大家，希望送给所有读者朋友一份健康与平安。

目录
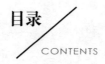

CONTENTS

第五章
小儿推拿——为孩子一生健康护航

第六章
男人推拿——对抗疲劳精力强

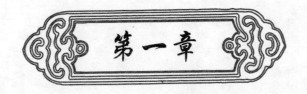

第一章

中医按摩推拿，其实人人都需要

1
推拿按摩为什么能治病保健康

推拿按摩的起源传说可以追溯到我国春秋战国时期。推拿按摩从产生到成熟经历了漫长的时间，在现代也形成了专业，叫作"中医推拿学"。

在漫漫的历史长河中，推拿按摩在传统中医的发展史上有着举足轻重的地位，最重要的一点就是它的治病保健效果。

现在有很多人对推拿按摩，甚至对中医有一种蔑视的态度，认为中医按摩推拿里讲的东西太玄乎，什么"气""精""经络""穴位"……都有些故弄玄虚。其实并不是这样的，这些老祖宗的东西存在了几千年，必然有它们存在的道理。

在出门诊的时候，我经常会碰见这样的患者朋友。每当我向他们建议试一试中医推拿按摩的治疗方法时，他们总是抱着怀疑的态度说："大夫，这管用吗？要不我还是吃点药吧！"我就会非常肯定地告诉他："这个比吃药还好使，又没什么不良反应，还省钱。"

随着现代学者深入地研究古代中医推拿按摩文献，进行推拿按摩临床疗效总结，并开展实验研究，揭示推拿按摩的基本作用原理，现如今我们对于中医推拿按摩治疗疾病和保健的机理都有了更深刻的认识。

现在和广大读者朋友分享一下，每当我在临床遇到有人问"推拿按摩有没有效"，我会对患者朋友耐心解释：中医认为疾病产生的原因不外乎就两种，一个外邪侵袭，另一个就是正气衰微。推拿按摩通过手法的变换可以达到开阖补泻的治疗作用（具体的手法内容会在后面讲到），加快人体的气血运行，调动人体的正气，则正气存内，邪不可干。

在我们的生活当中，如果有人落枕了，第一个想到的治疗方法绝对不是吃药，而是赶紧找个会按摩的人拿捏一下。中医推拿按摩的许多手法就是来源于生活。

2

帮你了解经络和穴位

说到经络，在中医学里的定义是人体内运行气血的通道，包括经脉和络脉。"经"，有路径的含义，为直行的主干；"络"，有网络的含义，为侧行的分支。经脉以上下纵行为主，系经络的主体部分；络脉从经脉中分出侧行，系经络的细小部分。经络纵横交错，遍布全身，是人体重要的组成部分。

从上面可以看出，经络由经脉和络脉组成，其中十二经脉、奇经八脉，以及附属于十二经脉的十二经别、十二经筋、十二皮部组成经脉；十五络脉和许许多多的浮络、孙络组成络脉。

经络，内属脏腑，外络肢节，通达表里，贯穿上下，像网络一样遍布全身，将人体各部分联系成一个有机整体。它是人体气血运行的通路，具有《灵枢·本脏》行气血而营阴阳，濡筋骨，利关节的作用，以维持人体的正常生理功能。

广大读者朋友们熟知的经脉当中的十二经脉，和我们人体十二个脏腑对应，组成了经络系统的主体，故又称为"正经"。

十二正经由手足、阴阳、脏腑三部分来命名。用手、足将十二经脉分成手六经和足六经；属于六脏并且循行于肢体内侧的经脉为阴经，属于六腑并且循行于肢体外侧的经脉为阳经。

根据中医阴阳学说阴阳消长变化的规律，又把阴阳划分为太阴、少阴、厥阴等三阴和阳明、太阳、少阳等三阳。

我们接下来要说的就是穴位了。民间老百姓一般都说"穴位"，在中医学中统称为"腧穴"。经脉运行于人体全身上下，脏腑经络之气输注于体表的特殊部位就叫作"腧穴"。"腧"就有转输、输注的意思，为经气转输之义；而"穴"，就是孔隙的意思，为经气所居之处。

人体的腧穴既是疾病的反应点，又是中医按摩推拿施术的重要部位。腧穴与经络、脏腑、气血密切相关。通过按摩推拿手法刺激腧穴，以疏通经络、调理气血，起到治疗保健的作用。

我们在生活中经常说到的"穴位"，基本上都是循行在十二经脉上的穴位，例如足三里、合谷、膻中等。还有一部分穴位非常特别，被称为"经外奇穴"，奇穴的特点是在临床中有些特殊的疗效，经常会用到，例如环中、膝眼等。

3
哪里有问题，反射区第一时间告诉你

很多人为了生活、理想拼命奋斗，年轻的时候因为身体健壮，人体正气充足，什么小病小灾都能扛得住，可到了四五十岁，身体的毛病接踵而来。在临床上，我经常用一个比喻和患者朋友们解释："车都知道每年进行保养，更何况人呢？"

很多患者朋友都是到疾病缠身的时候才注意到身体需要保养，没得病的时候可劲地"作"，把身体都耗空了，从来不知道去安抚。

人生病了再去做一些治疗进行补救，其实这样得不偿失，费时、费力、费钱又费心，搞得全家上下不得安宁。

这时候有些读者朋友要问了，我们在家怎样才能预先知道人体的异样，怎样才能提早做出预防的准备呢？

我总是会心一笑，在患者朋友的病历本上重重地写上三个字——反射区。不只是五脏六腑，眼睛、鼻子、嘴巴等器官在你的脚、手、耳朵等上都有相对应的反射区。用推拿按摩的手法对这些反射区进行刺激，通过反射区反馈的信息就可以大概摸清楚身体的健康状态。

人体上有很多反射区，例如我们最熟悉的足部，许多足疗店里的足疗师就是通过对足部反射区的刺激来达到保健的目的；还有耳部，中医学中有一种治疗方法——耳穴贴豆，现在大多数的中医医院都已经开展，成为入院常规治疗，其实就是通过王不留行对反射区的刺激来调动人体正气；其他常用的还有手部、腹部等。

这些反射区都对应着人体的五脏六腑，反映着人体的健康和疾病。

有些患者朋友对反射区并不是很理解，我在出门诊的时候经常会这样和患者朋友解释："假设你家住在601，楼下有门禁，我在楼下按601的门铃，那么，你家的门铃肯定会响，绝对响不到别人家去，门铃就相当于反射区。我们身体每一个部位都对应着一个或多个反射区，只要某个部位有问题，就会在反射区上出现异样。"

反射区通常和人体内部的脏腑密切相关，反映人体内在的疾患，起到警示疾病的作用。以足部为例，足底位于身体的最末端，人体每天产生的垃圾废物容易沉积在足底部，而足底的这些反射区就会向我们传递一些特殊的信号，临床上大夫也很容易通过反射区的信号来初步诊断疾病。

从头到脚，你都能自我按摩

在前面的章节已经提到经络遍布人体，只要稍微学过一些养生保健知识的人，基本上都知道给自己拿捏舒爽一下。

在日常的生活中，即便你并不懂任何的医学知识，也会不经意地做一些自我按摩来缓解身体的不适。比如我们平时有个头疼脑热，是不是就会用拇指来回摩擦前额，用手指揉按太阳穴？

再举个例子吧，我们平时因为工作繁忙而长时间不运动，如果单位组织春游活动，出去爬山回来，到了第二天是不是会感觉到腿部肌肉疼痛？这时候大家都知道给自己捶捶小腿，拍拍腿部的肌肉。

这些都是我们在不经意间给自己做的按摩推拿。我们全身上下，基本上每一寸地方都有它的作用，都可以通过推拿按摩的手法起到治疗、保健的作用。

先从头部说起吧。从小学开始，我们就在课间的时候做眼保健操，通过对四白穴、睛明穴、太阳穴等眼部周围穴位的按摩，使眼内气血通畅，改善神经营养，以达到消除睫状肌紧张或痉挛的目的。实践表明，眼保健操同注意用眼卫生相结合，可以减少近视眼的新发病例出现，起到保护视力、防治近视的作用。

按摩身体躯干部位的例子，最常见的就是吃撑的时候，我们会不由自主地用手掌在肚子上顺时针抚摸，这也是常见的推拿按摩手法。通过外部的刺激促进胃肠蠕动，达到消食、加快胃肠排空的目的，减轻腹部的胀满不适。

四肢上的事例更不胜枚举了。例如我们有些人晕车，有经验的人都知道狠掐自己的内关穴，通过调节中枢神经的兴奋性来防治眩晕。还有我们的保健要穴——足三里，你经常可以看见老一辈的中医爱好者挽起裤腿，用手在小腿上来回按摩，其实就是通过足三里的保健作用来延年益寿。

从头到脚我们都可以进行自我按摩，但是唯独背部我们需要通过借助他人或者工具才能进行推拿按摩，因为正常情况下，我们自己很不方便触及自己的背部。例如中医儿科的常用治疗手法——背部捏积，就是通过振奋小儿督脉的阳气来推动全身气血的运行，调整全身的阴阳之气，从而达到治疗的目的。

有这样一些人、一些情况不适合推拿

前面讲了推拿的好处，大家是不是有一种跃跃欲试的感觉，恨不得立马给自己、给家里人进行推拿？但是，我要告诉大家，并不是所有人都适合推拿的。有哪些人是不适合的呢？

不掌握推拿的适应证，很容易引起患者的不适，所以在临床上我会更加小心一些。我就把临床上经常排除的一些不适合推拿的例子和大家分享一下吧。

有一次，家属用轮椅推来一位七十多岁的老年人，说是慕名而来。老爷子长时间不活动，肌肉有些萎缩，希望我能够用推拿手法给老爷子活动活动，延缓肌肉的退化。当时我就拒绝了，让他去退号，因为这位老爷子岁数较大，再加上长时间处于静止状态，身体素质不好，并且最重要的是老年人骨质疏松，很容易一按就伤到骨头，所以岁数大的、体质虚弱的人最好不要进行推拿按摩。

脊髓受损伤的患者也不适合推拿。推拿按摩有可能加重病情发展，并且存在潜在的导致卒中或瘫痪的危险。其实很好理解，脊髓受损伤的患者的主要治疗方法之一就是静卧，并且会用颈托等工具塑形，以保持稳定性，这时候肯定是不适合强加外力的，否则有加大脊髓二次损伤的风险。

还有骨关节和软组织肿瘤患者。推拿按摩的手法一般讲究要有合适的力度，要能透达肌理，这样就有可能引起这些肿瘤破裂，导致肿瘤细胞的扩散转移，加重病情。在临床上，大夫一般都会给需要推拿按摩治疗的人拍个X线片，其实就是为了看一下患者朋友的骨骼情况，因为某些恶性肿瘤患者已经到晚期，肿瘤细胞转移到骨头上，这时候骨的质地是非常脆弱的，推拿过程中很容易就造成骨折。

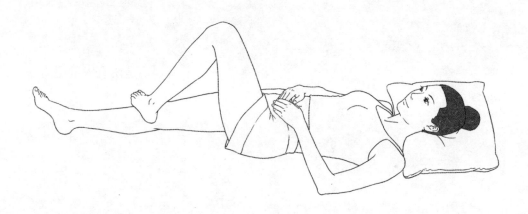

皮肤病患者也不适合做推拿，这是出于对患者的保护，也是出于对大夫自身的保护。有一次，一个患者找我进行推拿治疗，别的什么问题都没有，就是要进行推拿的时候，这名患者随便撩了下衣服，我就注意到患者身上长满了疣状物，大大小小遍布患者的背部和前胸。这时候我就终止了治疗，让他先去皮肤科看疣状物。一般这种广泛生长的疣状物是病毒感染而产生的，患者并不清楚它的传染性，出于对自身的防护，也是出于对其他患者的保护，皮肤病患者最好也不要进行推拿治疗。

还有最重要的一点，推拿科的大夫一般都会牢记，就是妊娠期和月经期的妇女都不可以进行按摩推拿。因为妇女在怀孕期间进行推拿很容易造成胎儿流产。月经期间，妇女本来处于一种缺血的状态，推拿按摩的手法对人体的作用都是活血行气为主，此时进行推拿按摩会加重血液的流失，造成妇女出现血虚等症状。

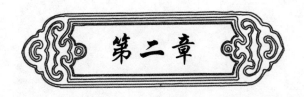

第二章

掌握这些知识，做家人的按摩师

准备工作做好了，推拿效果更好

　　做任何事情都应该做好准备工作，推拿也不例外。我们日常生活中做推拿主要的目的就是舒缓和放松身体，达到养生保健的作用，而准备工作必不可少，可以达到事半功倍的效果。

　　首先讲讲推拿的环境因素。由于在做推拿的时候，为了让推拿手法的力度能够更好地深入肌肤腠理，一般会让患者朋友尽可能少穿衣服，这时候要讲的就是室内的温度了。

　　在临床上，为了让患者能够在舒适的温度下进行治疗，推拿科的空调和暖气都是整个医院最早开放的。我们临床大夫一般都会将室内温度控制在24℃左右，因为这是人体觉得最舒适的温度。

　　接下来要说的是湿度，很多人因为条件所限都忽略了这个因素。在公立医院出诊的时候，由于患者众多，还有其他各种原因影响，一般环境因素很难做到十全十美。我去外面的疗养院工作过一段时间，发现疗养院在推拿诊室里一般会放一个加湿器，通过和公立医院治疗患者进行对比，可以明显发现疗养院的疗效要好一些。

推拿诊室内要保持安静，绝对不能有噪声，这点在我的诊室有点难以实现，因为患者实在太多，很难维持安静的环境。室内光线要充足、柔和，保持通风的状态，但不能有直接的对流风，尤其不能让电风扇或空调直接对着受术者或者受术操作部位直吹，以防感受风邪。

精神的准备也至关重要。在出门诊的时候，有些患者可能从很远的地方赶来，排了很长的队伍才挂上号，找到诊室已经上气不接下气，并且心情焦躁。一般碰见这种情况，我都会让患者朋友在诊疗床上先躺几分钟，并和他聊聊家常，让他平复下心情，然后再对他进行推按。

其实这和打针时医生要你放松是一个道理。如果打针的时候不放松，你会发现打针很疼，而且打完之后也很疼。如果按摩时心情紧张，肌肉不放松，按摩师就容易出现手法不到位的情况，效果会大打折扣。

在外面的养生馆做过保健的人应该都知道，在推拿按摩之前有一个很重要的准备工作就是热身。其实就和下水游泳一样，先要做一些热身运动，使全身的肌肉放松，处于一个松弛的状态。

推拿按摩也是一样的。在使用推拿手法之前，先要在受术者身上做一些热身手法，然后才能开始施以对症治疗的手法。热身主要可以让患者全身肌肉放松，处于松弛的状态，能够慢慢地适应推拿按摩手法的刺激作用。并且热身手法都比较缓和、轻柔，在推拿前使用热身手法，可以缓解患者紧张的情绪。在热身的过程中，操作者和患者也可以调整体位，进行一些言语上的交流，互相产生一定的信任感，也有利于接下来的对症治疗。

唯一的不同就是，游泳前的热身需要运动，而推拿按摩的热身是通过手法刺激相应的穴位，同样可以达到热身的效果。大椎、涌泉、阳池等穴都是常用的热身穴位。

认识八种按摩小功法

推拿按摩中有很多手法，不同的门派、不同的学说之间也不尽相同。在此，我就不一一赘述了。我选择了其中最为常见的8种按摩小功法，和广大的读者朋友分享一下。

①掌平推法：顾名思义，就是以掌根为着力点，作用于人体的治疗部位，向前推进一段距离。若需要增大压力时，可用另一手重叠缓慢推进。一般可连续操作5～10遍。此法需要注意的是，由于和患者皮肤接触面积很大，所以推进过程中可能产生较大的阻力，可能会产生疼痛，可以用凡士林润滑油或者石膏粉解决。

②指按法：用拇指指端或指面按压体表穴位的一种手法。当单手指力不足时，可用另一手拇指重叠辅助按压。此法一般用于点穴，相当于长时间地强作用于某一点穴位，可以达到类似针灸的效果。

③四指摩法：手腕放松，四指关节呈自然伸直状态，紧贴作用部位，前臂带动手腕做连续、缓慢的顺时针或逆时针抚摸动作。此法常作用于腹部，用于治疗食积、脘腹胀痛等疾病。

④指揉法：用指腹部贴附于一定部位或穴位上，做轻缓、旋揉的节律性动作。一般用拇指较多，因为拇指的受力面积较大，力臂短，不易引起疼痛反应，施术者也能轻松方便地使用。

⑤拿捏法：虎口张开，用拇指和示指、中指用力将身体肌肉较多的部位提捏起来。此法作用显著，但是对施术者的体力要求较高，特别费力气。我们平时落枕后常会拿捏肩部、颈部的肌肉，从而舒缓僵硬的肌肉，活络血脉，达到治疗落枕的目的。

⑥拍打法：此法最为简单，一般人看过一遍基本都能学会，就是用手掌拍打治疗的部位。需要注意的就是掌握拍打的力度，避免出现瘀青等不良反应。

⑦抖法：用单手或双手握住肢体的远端做连续、上下的抖动动作。一般要求上抖动的频率在200次/分钟，抖动的幅度要尽量小，使患肢呈小波浪形的抖动状态。

⑧指叩法：手指尖并拢，指尖朝下，在施术部位做类似于鸡啄米的动作。指叩法分为三指叩法、中指叩法等。我在临床上喜欢用三指叩法，因为三指叩法最省力，用起来又十分灵活。

以上8种方法是中医穴位按摩的常见手法。一般来说，掌推、指按、拍打、拿捏这4种在日常养生中更为常用，大家可以慢慢体会。同样一种穴位，不同的手法也会起到不同的功效，这一点相信你学习穴位按摩一段时间后就会明白了。

3

稳准巧快，推拿手法有诀窍

对于中医推拿按摩的手法来说，其操作的基本要求可以概括为"稳、准、巧、快"四个字。手法操作要平稳自然，因势利导，避免生硬粗暴；选择手法要有针对性，定位要准；手法施术时要用巧力，以柔克刚，以巧制胜，不可以使用蛮力；手法操作时，用力要疾收疾发，用短劲、巧劲，发力不可过长，时间不可过久。

推拿的基本手法，即操作时要达到的基本要求也有五个要诀，就是"持久、有力、均匀、柔和、深透"。

①持久：指单一的手法能够持续操作一段时间而不间断、不乏力。一般初学者很难达到，特别是一些需要用力气的手法，例如拿捏法，别说初学者，就是有些专业的推拿科大夫也是换着手来做。

②有力：有力量，这种力量不是蛮力和暴力，而是一种含有技巧的力量。按摩推拿最难掌握的就是力度，力度的大小因人而异，因为不同的人对力度反应也不一样。在临床上，对于年轻力壮的小伙子，我一般采用较大的力度；对于虚弱的年老体弱者，就采用较小的力度。在后面的章节中，有一

小节我会详细地讲解拿捏的力度。

③均匀：指手法操作的节律性、速率和压力能保持均匀一致，不能忽快忽慢或忽轻忽重。这是和患者本身的感觉有关系的，持续、匀速、规律的手法可以让患者身体产生适应性，节奏、速度、力度的突然变化都会给患者朋友造成不适，甚至导致不良反应。

④柔和：指手法轻而不浮，重而不滞，刚中有柔，柔中有刚。这就是我几十年工作的经验了，一般推拿按摩的入门者手法都比较僵硬，更别谈柔和了，动作形似而神不似，只有几十年工龄的老大夫才能在临床施行行云流水般的柔和手法。

⑤深透：当手法达到了持久、有力、均匀、柔和这四项要求以后，就具备了渗透力。这种渗透力可透皮入内，深达内脏及组织深层。一个词语可以非常形象地描述这种状态——入木三分。虽然这个词语是形容王羲之书法的力度，但是推拿也一样讲究这个深厚的功力。

用身体自带的"尺子"找穴位

取穴是否准确，直接影响推拿按摩的临床疗效，因此，必须强调准确取穴。

在临床待久了，总有一些形形色色的患者让你哭笑不得。有一次，一位小儿患者在妈妈的陪同下到我这儿来看病，她们在诊室门口的长椅上坐着，等着护士叫号。

我处理完一个患者后走出诊室去洗手间，就看见这位母亲拿着尺子在孩子身上量来量去。我很好奇地问道："你这是干什么，在量身高？"没想到这位母亲给出了个很"雷人"的答案，让我啼笑皆非。她说："看书学着找找穴位，回家自己给孩子做做推拿。"

其实，我们在临床上不可能拿着尺子给患者朋友取穴，而且根据尺子给患者取穴也不标准。一个一米八的大高个和一米五的小矮个取穴的标准能一样吗？

和大家分享一下我们在临床上最常用到的取穴方法——手指同身寸定位法，就是指依据患者本人手指为尺寸折量标准来量取腧穴的定位方法，又称

"指寸法"。

在此强调一下，以下讲的所有定位法都是用患者自身的手指来作为标准的。中指中节桡侧两端纹头（拇指、中指弯曲成环形）之间的距离作为1寸；拇指的指间关节的宽度也作为1寸；示指、中指、无名指和小指并拢，以中指中节横纹为标准，其四指的宽度作为3寸。（如图1）

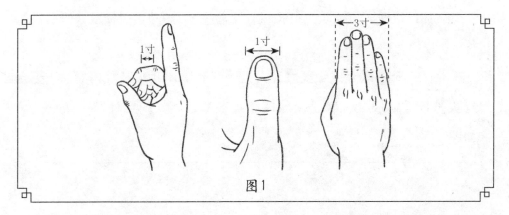

图1

还有在临床上比较常用的就是骨度分寸定位，如果广大的读者朋友感兴趣也可以了解一下。

头面部（如图2）：前发际正中至后发际正中是12寸，眉间印堂至前发际正中是3寸，第7颈椎棘突下（大椎）至后发际正中是3寸，前额两发角（头维）之间是9寸，耳后两乳突（完骨）之间是9寸。

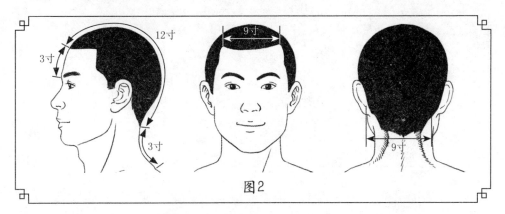

图2

胸腹胁肋部：两乳头之间是8寸，胸骨上窝（天突）至胸剑联合中点（歧骨）是9寸，胸剑联合中点（歧骨）至脐中是8寸，脐中至耻骨联合上缘（曲骨）是5寸，腋窝顶点至第11肋游离端（章门）是12寸。

背腰部：肩胛骨内缘（近脊柱侧点）至后正中线是3寸，肩峰至后正中线是8寸。

上肢部：腋前、后纹头至肘横纹（平肘尖）是9寸，肘横纹（平肘尖）至腕背侧横纹是12寸。

下肢部：耻骨联合上缘至股骨内上髁上缘是18寸，胫骨内侧髁下方至内踝尖是13寸，股骨大转子至腘横纹是19寸，腘横纹至外踝尖是16寸。（如图3）

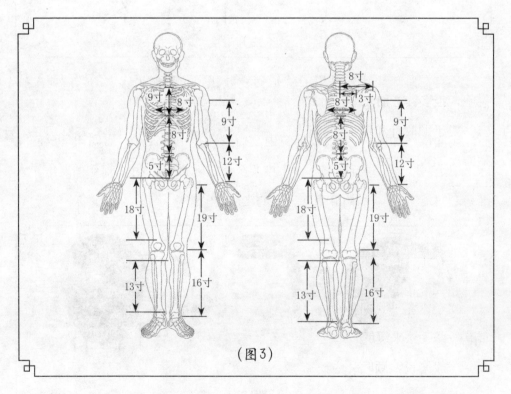

（图3）

我在临床上取穴，因为不可能拿着患者的手脚比画，只能通过自身的手指来判断，所以刚开始的时候都会估摸下患者的高度，大约换算下再进行取穴。广大读者朋友在家给亲人进行推拿按摩时，也可以这样。

顺时针还是逆时针按，有什么讲究

推拿按摩看似简单，其实里面有很多门道，就拿顺时针和逆时针按摩来说吧，很多读者朋友都曾对此感到困惑。

对于顺时针和逆时针的问题，我是根据临床的具体情况来定的，并不是随心所欲。其实我们在日常生活中不由自主地就会用到顺时针的手法，最常见的就属吃得太多导致的腹部胀满不适。患者朋友们遇到这种情况一般都会用手顺时针抚摸肚子。因为腹部胃肠蠕动的方向就是顺时针方向，顺时针按压腹部就是顺着胃肠位置的走向，通过按摩刺激胃肠蠕动，使食糜尽快通过胃部、肠部，从而缓解腹部胀满的症状。

相反，如果我们因为饮食不洁而出现拉肚子的症状，就可以用逆时针的推拿按摩手法来缓解腹泻的症状。

一般来说，顺时针的按摩推拿手法是以泻法为主，而逆时针的按摩推拿手法就是以补法为主了。

中医在辨证论治的时候，最主要的一点就是辨虚和实。虚则补之，实则泻之，在推拿按摩中也是一样的。虚证一般表现为头晕眼花、面色苍白、呼吸气短、精神萎靡不振、声音低下、自汗盗汗、饮食减少、心悸失眠、舌质淡胖或瘦瘪、脉虚细无力等。

实证是相对于虚证来说的，表现为面部发红、呼吸短粗、腹部肿胀、疼痛拒按、大便硬结、小便黄赤、舌苔厚腻、脉实大有力等。

虚证可以用逆时针的手法补之，实证可以用顺时针的手法泻之。平时我们在运用推拿按摩的手法进行养生保健的时候，可以顺时针和逆时针的手法交替使用，进行平补或平泻，取得预防保健的疗效。

6

按摩的时候，用多大力气比较合适

按摩推拿会让人放松心情、舒缓身体，但是按摩推拿时的力度到底用多大，并不是每个施术者都能掌握得好的。适当的力度可以透达肌肤腠理，深入脏腑，促进身体功能调节，从而起到保健养生、治疗疾病的目的。

力度过轻或过重都会产生不好的结果，过轻则患者没有什么感觉，就好像在挠痒痒；过重则患者疼痛难当，施术的时候患者全身扭动，根本就不会好好配合。那么按摩的力度该如何控制呢？请听我慢慢道来。

在临床上，最怕碰见的患者就是熟人介绍来的，因为这样的患者朋友很难伺候。我曾经就碰见这么一位朋友介绍的患者，回想起当时的情景，可以作为推拿按摩力度拿捏的典型课例了。

这位患者按照平时我的诊疗标准基本是不给他做治疗的，因为这个患者岁数太大，基础疾病又多，很容易出现医疗意外。但是是熟人介绍的啊，没办法，只能硬着头皮上了。对于力度的把握，我当时真是如履薄冰。

等患者在床上趴好了，我不敢用什么高强度的手法，就先用四指摩法这种力度较小的手法（前面讲过）给患者进行初步的按压，消除患者第一次进行推拿按摩治疗的紧张情绪。其间我一直询问患者："力度合适吗？"随着患者不停地点头，慢慢地我又加上了一些力度较大的手法——指揉法和拍法。只要稍微加大一点儿力度，我都会询问患者一次，怕自己按重了，出现什么问题。

后来这位患者说自己肩部有些僵硬，能不能给他拿捏一下。于是我先用按揉法给患者肩部的肌肉放松，让肩部肌肉处于松弛的状态，然后我又摸了摸患者的锁骨和肩胛骨的位置。我想拿捏治疗的时候尽量避开患者的骨头，因为患者岁数太大，骨质肯定很脆弱，容易引起骨折。拿捏肩部的时候，我也是再三小心，不敢用力过猛，通过我一番细心的推拿按摩，最后这位患者朋友很满意地走了。

如果广大读者朋友自己做按摩，也应该和我上面讲的例子一样对按摩推拿的力度进行把握，可以先从一些轻微力度的手法开始，然后循序渐进地增加力度，在此期间一定要不停地询问患者的感觉，以免发生意外。

其实力度这东西也是临床经验，经验丰富了，也就有了分寸。平时可以在自己身上多加练习，通过自身的触觉，更加直观地感受力度的变化作用于人体后产生的连锁反应。

第三章

老人推拿——延年益寿气色佳

老人按摩，我们更需要注意安全

前面的章节讲过许多按摩的注意事项，特别是针对老年人，我专门讲解过。老年人的体质较弱、基础疾病较多、骨质疏松，所以我们在进行按摩推拿的时候要特别小心。

在推拿按摩的行业里待久了，我每年都会听说一些推拿方面的医疗事故，大多数都和老年人相关。因为老年人体质太弱，不可控的因素太多，再加上有些老年人有一些未知的基础性疾病，所以很容易出现问题。

为了加强广大读者朋友对老年人按摩的重视，我和大家分享一个真实的故事。那年我还在读研究生，在医院里跟着老师实习，是个实习大夫。记得那天和往常一样，我跟着老师出门诊，干一些力所能及的事情，帮老师分担一些工作。

有个老病号来找老师，说是关节炎又犯了，这两天疼得厉害，让老师给按摩推拿一下，缓解下症状。因为是老病号了，都十分熟悉，老师二话没说就答应了。因为这位患者朋友是位老年男性，有六十多岁了，老师也十分地小心，开了一个X线片先让他去检查。检查结果回来，老师一看没什么大碍，就给这位老病号按摩起来。

老师一边给他推拿按摩，一边还和他说话逗乐，气氛还很融洽。突然一下，就听见病人大喊一声"啊！"，老师也说了一句"坏了，骨折了。"原来老师手下已经感觉到有一下明显的落空感，凭着多年的经验知道是骨折了。

出了这样的事故，老师赶紧把老人收入院治疗。这位患者朋友和老师非常熟悉，脾气非常好，也没有过多地责怪老师。老师心里一直犯嘀咕，当时手法用得也不是很重，工作十几年了，也算有一定临床经验，不至于按骨折了啊。

然后，全科因为这个事情还组织专门的会议进行讨论，大家各抒己见，最后得出的结论有两点：一是患者为老年人，体质较弱，骨质疏松，施术者的手法力度过重，导致患者骨折；二是患者本来就有一些基础性疾病没被发现，引起骨质脆性改变，导致患者骨质很容易发生骨折。

将老人收入院后，除了给老人进行治疗之外，还给老人进行了入院常规检查，发现肿瘤标记物PSA（前列腺特异性抗原）高出了正常值许多倍。之后做了前列腺穿刺取病理，诊断为前列腺癌。又进一步做了骨扫描，发现已经有骨转移了，并且在骨折的部位发现了很多转移灶。说到这里，很多读者朋友就应该明白了，老人的前列腺癌没有被发现，肿瘤已经转移到骨骼，造成骨骼上有很多转移灶，这就使骨质发生脆性改变，所以稍微一按就骨折了。

这位老人后来被转到泌尿外科去手术治疗前列腺癌了。虽然老人没有找我们麻烦，但是从这之后，老师给老年人按摩治病的时候是小心又小心、谨慎又谨慎。分享这个故事，就是为了提醒大家，在家给老年人进行按摩推拿保健的时候要注意安全，实在拿捏不准的，不要轻易上手。

2

老人延年益寿，首选百会穴

有个穴位对于老年人来说非常重要，因为它具有延年益寿的功效，它的学名叫作"百会穴"，在临床上还有个别名叫作"百岁穴"。我每次去社区给老年朋友们做讲座的时候，都会强烈推荐百会穴。

百会穴位居人体巅顶部，其深处即为脑之所在。中医古籍有记载："百会者，五脏六腑奇经三阳百脉之所会，故名百会。"这句话说明百会穴就是人体诸多经脉交汇之处，为百脉之会，贯达全身。

头是诸阳之会，百脉汇聚于百会穴，穴性属阳，又于阳中寓阴，故能通达阴阳脉络，连贯周身经穴，对于调节机体的阴阳平衡起着重要的作用，所以对人体有延年益寿的功效。

百会穴位于头顶的正中线和两耳尖连线的交点处，也就是在头顶的正中心。简便取穴时，顺着两侧耳尖之间的连线，最高处就是百会穴。

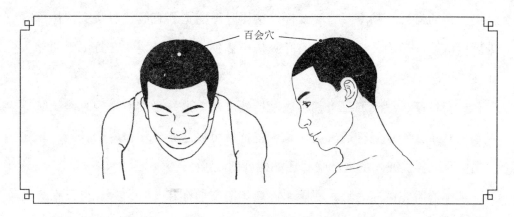

百会穴

　　我去大连参加全国学术会议时，就曾经碰见过一位老中医，他已经快90岁高龄了。他在台上给我们做讲座的时候，一点都看不出来是快90岁的人，声音洪亮有力，并且全程站着，主办方给准备了座椅，他也不坐着。

　　我记得非常清楚，他在讲座中就用亲身经历讲解了百会穴延年益寿的功效。因为他也是临床大夫，年轻的时候工作繁忙，所以就忽略了身体的健康。每天饮食不规律，再加上天天加班，回到家里都深夜了，晚上也睡不好，大早上还得爬起来坐公交赶去查房。久而久之，他到了50岁左右的时候就落下了一身的毛病，高血压、糖尿病、高脂血症、颈椎病等老年性疾病一样也没落下，得了个齐全。

　　其实我当时特别理解他说的这段话，所有的临床大夫都是这样，在用自身的身体健康为人类的健康事业拼搏。随着年龄的变化，他觉得身体一天比一天差劲，所以就想到了用中医方法养生保健。

　　经过查阅古籍、翻阅资料，他终于总结出一套按摩保健的方法——呼吸吐纳法配合按摩百会穴。他在讲座上说："平常我们也知道按摩百会穴能够延年益寿，但是不得其法。应该在清晨刚起床的时候，在空气清新处，用鼻子吸气、嘴巴呼气进行呼吸吐纳，然后配合按摩百会穴则有奇效。因为肺朝百脉，主治节（治理调节），加上百会穴是百脉交汇之处，同时刺激两处，有益于通调一身经脉正气，调和阴阳。"

　　按摩百会穴的时候手法要柔和，随着呼吸的律动，缓慢地按揉，最好配合上悠扬的音乐,频率要缓、要慢,按压时会感觉到有股气流从头顶往丹田处慢慢沉淀,然后又慢慢地随着呼吸排出体外,这就是清气在丹田处储存,而浊气排出体外。

此套按摩手法我们每天都可以坚持做一次,最好是在清晨的时候。坚持半年左右就会感觉到神清气爽,长期坚持就可以达到延年益寿的目的,和这位老中医一样,90岁的高龄身体还如此硬朗。

从那次听完讲座之后,我除了向老年朋友们推荐此穴之外,自己也每天坚持按摩百会穴,坚持了这几年,明显感觉到身体比以前要好很多。

3

常按涌泉穴，延缓衰老，抗病能力强

　　这节要讲的穴位——涌泉穴，很多朋友一定很熟悉，因为它有延缓衰老的功效，在临床和养生保健中都会经常用到此穴。

　　单看"涌泉"这两个字，"涌"是外涌出的意思，"泉"就是泉水的意思。足少阴肾经的经水由此外涌而流出体表，并且涌泉穴是足少阴肾经的穴位，它联通肾经的体内、体表经脉。

　　听到"涌泉"，我们就可以联想到水如泉涌，说明它和水有关系。涌泉穴是足少阴肾经的常用腧穴之一。肾经中所藏的精气，是人体先天的精气。肾中精气充盈，才能够让人体各个脏腑的功能正常发挥出来。涌泉穴位于足底部，而足底相当于人体的一个全息胚（前面的章节详细讲解过），就是人体五脏六腑的根本位置，所以按摩涌泉穴有延缓衰老、抗病的作用。

　　简便取穴时，让被施术者蜷足，足前部凹陷处就是涌泉穴。

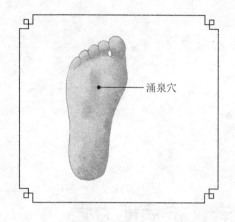

涌泉穴

现在很多足疗店的技师经常会选择按摩涌泉穴来达到养生保健的目的,其实很多技师只会用蛮力按摩,并不讲究按摩的技巧,所以很难获得可靠的疗效。

这里就和读者朋友们分享一下我在临床上按摩涌泉穴的一些技法,这些都是我通过几十年的临床经验总结出来的技巧,可以让按摩起到事半功倍的作用。

按摩涌泉穴时,大部分人都用拇指或者有钝头的工具按揉,这也是足疗店里通常的做法。虽然这种按摩的方法非常简便,容易操作,但是涌泉穴是痛穴,按压时有很强烈的疼痛感,所以被施术者很难配合,力度很难把握。按轻了,疗效减半;按重了,被施术者全身扭动。

在临床上,我直接刺激涌泉穴时一般会用擦法:先将两手互相搓动,使手心有温热的感觉,手心的位置相当于我们的劳宫穴,然后将手心贴着涌泉穴来回地摩擦。脚心涌泉穴通到肾,手心劳宫穴通到心,所以此按摩方法可以交通心肾。

还有一种按摩涌泉穴的方法,我经常给老年朋友们介绍,就是间接按摩法。因为直接刺激时比较疼痛,所以我们可以用间接刺激的方法,这个方法适合读者朋友们自己操作。我们可以穿上布鞋,因为布鞋鞋底比较薄、比较软,找一块大小适中的鹅卵石,用脚心处对准鹅卵石进行踩踏,这样也可以起到按摩涌泉穴的作用。

在我住的社区里,经常可以看见老人们用我教的办法按摩涌泉穴。他们每天都坚持做,身体都特别健康,并且开心快乐地生活着。每次遇见他们,我总是打趣道:"你们真有青春活力!"

防治青光眼，少不了承泣穴和四白穴

　　我经常向老年朋友推荐，有个穴位能够缓解眼部疲劳，充盈眼部气血，使眼睛得到足够的血液滋养，对青光眼起到辅助治疗的作用。它有个非常好听的名字——承泣穴。

　　在我的研究生阶段，我的导师为了方便同学们记忆，特意用中医的医理解释了这个名字的由来。"承"是承受的意思，"泣"是泪水的意思。承泣穴就是承接泪水的地方，它不但是足阳明胃经的腧穴，还是阳跷脉、任脉、足阳明胃经的交汇之处。足阳明胃经是多气多血之脉，胃经的气血物质由本穴而出，所以此穴具有滋养濡润眼睛的作用。

　　青光眼的主要病因是由于眼内压间断或持续增高，导致眼球各部分组织和视觉功能受到伤害。现代医学研究表明，承泣穴有承接泪水、促进泪液排出的作用，可以缓解眼内的压力，对防治青光眼有一定的疗效。

　　青光眼的直接损害就是视力降低，所以在去除眼内高压诱因的同时，也需要减轻看不清楚的症状，这时候我在临床上就会配上四白穴。所谓"四白"，就是"四方明亮"之意。通过对四白穴进行按摩，可以对缓解眼部肌肉疲劳起到很好的保健作用。

承泣穴位于面部，瞳孔直下，在眼球与眶下缘之间。四白穴位于人体面部，瞳孔直下，当眶下孔凹陷处。四白穴简便取穴时，可以正坐或仰靠、仰卧姿势，双眼平视，瞳孔正中央下约1.3寸。

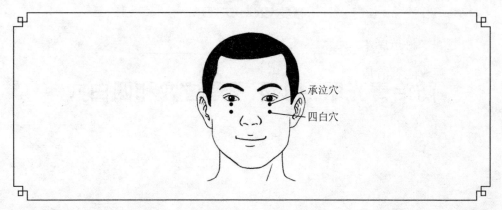

我曾经就碰见过这么一位老年患者朋友，大概六十多岁了，一直都有青光眼的老毛病。起初他不注意，认为是岁数大了，出现了衰老性疾病，也不去治疗。随着时间的推移，这位患者朋友觉得自己越来越看不清楚东西了，然后就去医院治疗。由于他凝血功能不好，大夫不愿意给他做手术，一直就滴一些眼药水缓解症状，也不见好。

通过别人的介绍，这位老年患者朋友找到我。我看了他的检查报告，发现他的疾病并不是很严重，只是慢性单纯性青光眼。一般这种青光眼治疗起来会比较容易，早期发现、早期治疗有利于视力的恢复。只是他刚开始没有注意，所以耽误了治疗。

鉴于这种情况，我建议这位患者朋友除了用一些药物治疗之外，可以做一些按压承泣穴和四白穴的眼保健操来帮助视力的恢复。这个方法简单有效，老人家自己就可以操作，而且不受时间的限制，没事的时候就可以按一按。作为日常保健，也可以起到预防青光眼的作用。

我手把手地教他找到自己的承泣穴和四白穴，可以先用我们双手的示指按压在承泣穴上，持续往上眼眶方向推压5分钟左右，以眼睛感觉酸胀、流泪为宜。四白穴的按摩就和做眼保健操一样，以按揉为主，旋转按摩。按摩这两个穴位的时候，可以配上我们做眼保健操的音乐，每次做两个小节的时间，一天两次，早晚各一次。承泣穴的按摩因为离眼球较近，需注意力度不可过猛，防止损伤眼球。

之后这位老年患者朋友每个月都到我这儿复诊一次。经过三个多月的中药治疗和坚持按摩承泣穴、四白穴，最近他来复诊时告诉我："现在视力恢复了许多，能看清楚东西了。"

5

耳鸣耳背别着急，按按耳门穴、听宫穴、听会穴

上了岁数的朋友们通常会有一些耳鸣耳背的毛病，这节内容要讲的耳门穴、听宫穴和听会穴对治疗耳鸣耳背就有神奇的疗效。

我在读硕士研究生的时候，老师在课堂上都是把耳门、听宫、听会这三个穴位一起讲解的，因为这是一组临床上常用的配穴，并且这组配穴全都位于耳郭切迹上。

耳门穴是手少阳三焦经上的腧穴，听宫穴是手少阳三焦经、足少阳胆经和手太阳小肠经的交汇之处，听会穴是足少阳胆经上的腧穴。手少阳三焦经经气中的滞重水湿在耳门穴冷降后，由耳孔流入体内，足少阳胆经经气中的寒湿水汽在听会穴处冷降于地，而听宫穴汇聚两经的经水，故按摩这三个穴位具有降浊升清、开窍聪耳的功用。

耳门穴位于面部，在耳郭上切迹的前方，下颌骨髁突后缘，张口有凹陷处；听宫穴在耳郭前，下颌骨髁突的后方，张口时呈凹陷处；听会穴位于耳郭切迹的前方，下颌骨髁突的后缘，张口有凹陷处。这三个穴位互相临近，依次排序。

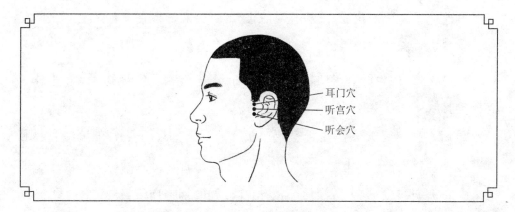

耳门穴
听宫穴
听会穴

住在我小区里的孙阿姨就一直有耳鸣的老毛病。耳鸣在临床上是个世界性难题，很难治愈，很多老年人都深受其扰。有一天我下班回到家里，就看见孙阿姨在客厅里和我爱人攀谈。原来孙阿姨前段时间因为脑梗死住了一段时间的医院，现在康复出院了，但是落下了耳鸣的毛病。在医院里也用了扩血管的药物、高压氧舱的治疗手段，但是都不见效，所以现在想找我看看有没有好办法。

我和孙阿姨解释了耳鸣这个疾病的特点，并且说清想要治愈非常困难。孙阿姨的耳鸣症状是由于突发脑梗死引起的，属于暴鸣，对于急性耳鸣，我可以尝试治疗一下。当时我选取的就是耳门穴、听宫穴、听会穴这三个穴位。开始我并没有直接按摩，而是拿出了家里之前准备的耳穴压豆。

这三个穴位在耳郭切迹上，所以按摩的时候，我并没有采取点按法，而是采用擦法，用双手的拇指指腹来回地摩擦孙阿姨的耳郭切迹，力度适中，手法柔和，每分钟的频率保持在40~50次，按摩大约10分钟，以耳郭切迹局部出现红热的现象为度。

　　摩擦完了之后，我在耳门穴、听宫穴、听会穴的位置上各贴上一枚耳穴压豆，然后告诉孙阿姨回去之后，用示指按压耳穴压豆。因为其中贴有王不留行，所以按压的时候会有一定的疼痛感，但是需要坚持，不要放弃，每天空闲的时候可以时不时按压一下。

　　之后，孙阿姨天天都往我家跑，我每天回家都会看见她在和我爱人闲聊。我坚持每天都给她按摩一次，大概过了两个月，孙阿姨拎着一堆礼品来我家，说要谢谢我。通过这段时间的治疗，她的耳鸣症状减轻了许多，已经不像之前轰隆隆那么响了。

6

遭遇五十肩，天柱穴是治疗首选

"五十肩"就是肩周炎的俗称，临床上主要表现为肩关节活动受限且日益加重。本病好发于50岁以上的老年人，所以又被老百姓们俗称为"五十肩"。

对于肩周炎的治疗，我们中医大夫是充满了自豪的，因为推拿按摩有明显的疗效。肩周炎到后期，肩关节囊及其周围韧带、肌腱和滑囊的慢性特异性炎症粘连。通过手法按摩推拿，就可以舒筋通络，缓解肩关节活动受限的症状。

人体上有一对穴位对肩周治疗具有一定的缓解作用，它就是天柱穴。在教科书里，对天柱穴的名字进行了详细的解释："天"，是上部的意思，指人体头部；"柱"，是支柱的意思。

人体以头为天，颈项犹擎天之柱，穴在斜方肌起始部，天柱骨（第4、5、6颈椎的合称）之两旁，故名"天柱"。再加上它的位置毗邻肩部和项韧带，此穴能缓解肌肉疲劳、活血行气，使肩部气血充盈，筋脉得到气血滋养，所以按摩天柱穴有治疗肩膀肌肉僵硬、酸痛的功效。

天柱穴位于枕骨正下方凹处，后发际正中旁开约1.3寸即是此穴。

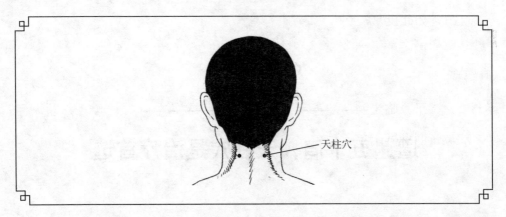

天柱穴

2008年奥运会的时候，我正好有个机会去奥运村给运动员做一次保健治疗，当时我主要的工作就是给训练后的运动员推拿按摩，顺便向世界人民宣传一下中医。我碰到一位肩周炎的患者朋友，他是新加坡游泳队的工作人员，因为一直在湿气比较重的游泳馆里工作，日复一日，年复一年，于是就出现了肩部肌肉僵硬、酸痛的症状，并且肩部活动明显受限。

他自己也知道这个老毛病，一来就说自己是肩周炎，在新加坡用了好多办法治疗，一直没有什么效果，很是头疼，希望能尝试下中医疗法。

我检查了一下他的肩膀，发现他的肩周炎已经非常严重了，右肩基本不能活动，只有用左手托着右手才能进行一些简单活动。对于这种严重的肩周炎，一开始我并没有选择穴位按摩，而是先用拿法将他肩部的肌肉放松，然后用抬法，适当地将肩关节打开。

我先蹲着，让他的右手放在我的肩上，然后我双手放在他的肩上，这样就形成一个杠杆。我慢慢地起身，随着他胳膊的上抬，肩关节的粘连也逐渐打开了。这时候操作一定要缓慢，以被施术者能够承受为宜，千万不可急于求成，使用暴力，这样很容易造成被施术者受伤。

通过我小心翼翼的操作，将他的肩关节活动开了之后，我又选取了天柱穴点按。我用双手的拇指指腹按住天柱穴，然后让这位患者朋友微微地摇动颈部，并且向两侧目视。在中医十二段锦中就有"微摆摇天柱"的治疗方法，就是通过扭动头部向左右两侧目视达到按摩天柱穴的作用。指压时一边缓缓吐气，如此反复20次，然后停顿放松一下。

通过我的治疗，当天这位新加坡病人就感觉有疗效了，因为他感觉肩膀能够稍微活动了。之后，他每天都来找我治疗。经过一个多月，他参加完奥运会要回国了。临走前他特意跑来谢谢我，说来中国的奥运之旅虽然没能帮助新加坡带回金牌，但是他自己的老毛病——肩周炎居然治好了，以后有机会一定再来北京登门拜谢。

7

肾俞穴，老年人调补肾气治腰痛的保健要穴

前面的章节讲过好几个和脏腑直接相关的穴位，例如肺俞穴、脾俞穴等。这节要讲的是肾脏在体表直接反应穴位——肾俞穴。

肾俞穴是足太阳膀胱经上的腧穴，入里与人体肾脏相联系，是肾脏气血在体表输注的位置。一说到肾，我估计广大的读者朋友第一个反应就是腰痛，因为在老百姓心目中，一说到腰痛，往往都会和肾相联系。

中医的古籍中有记载："腰为肾之府。"肾藏精，肾精、肾气的充盈与否直接影响到腰部的健康；再加上肾主骨生髓，脊柱的健康也和肾气密切相关。我们平常说的腰痛，一般都是长时间坐卧和站立姿势不正确导致腰肌劳损或腰椎老化引起的，按摩肾俞穴能够补益肾气、益精填髓、强筋健骨，所以对腰痛的人有很好的养生保健作用。

肾俞穴位于第2腰椎棘突旁开1.5寸处。简便取穴时，通常采用俯卧姿势，肾俞穴位于人体的腰部，当第2腰椎棘突下，左右二指宽处。

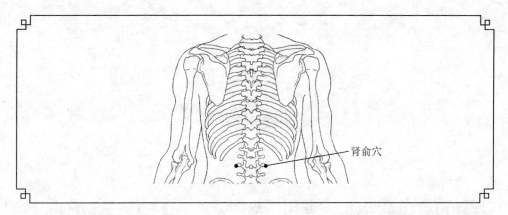

肾俞穴

在学生时代，我就经常用按摩肾俞穴的方法帮助导师缓解腰痛。由于临床工作比较繁重，导师每次接诊的患者都比较多，每次出门诊的时候，从早上7点半就开始，到下午1点左右才结束，整天除了坐在桌前开方子，就是站着给患者推拿，中途为了让患者少等一些时间，基本不休息，久而久之就落下了腰痛的毛病。

他经常和我打趣道："岁月不饶人啊，现在已经不年轻了，稍微累一点儿腰就受不了。"说完就做几个扭呼啦圈的扭腰动作来缓解疼痛。有些时候他也会让我在他身上练练手，帮他按摩一下腰部。用肾俞穴治疗腰痛，我就是在那时候学会的。

他并没有让我直接用指按法，而是先让我双手合拢，来回地摩擦，直到手心出现温热的感觉，然后将手心对准穴位，在两侧的肾俞穴上按压大概2分钟，手掌的热量就会传输到肾俞穴上，并且有股热流直往上蹿，如此反复，直到腰部的紧张感消失。按完之后就会感觉腰部热热的，很舒服。

每次按完，导师都会满意地对我点点头，说："不错，有进步。"之后每次导师出现腰痛的症状都会找我给他按一会儿，至今都保留着这个习惯。不过现在导师岁数大了，很少在医院碰见他了，我很想念他。

腰椎间盘突出，求助昆仑穴、承扶穴与承筋穴

腰椎间盘突出也是老年朋友的常见病，前面说到的腰痛就是它的临床表现之一，比较严重时还可以伴随向下肢的放射痛。

临床上有一组专业的配穴，对治疗腰椎间盘突出有良好的疗效，它就是昆仑穴配承扶穴、承筋穴。这三个穴位全是足太阳膀胱经的腧穴。

昆仑穴是经穴，在"井、荥、输、经、合"五输穴中五行属火，膀胱经的水湿之气在此吸热上行。承扶穴的穴名有承担、扶助的意思，膀胱经的地部经水在此大量蒸发外散。承筋穴的穴名有承受肝风的意思，膀胱经的上行阳气在此化风而行。所以三穴同用具有温阳化气、养筋健骨的功效，对腰椎间盘突出的治疗有良好疗效。

昆仑穴位于外踝后方，在外踝尖与跟腱之间的凹陷处；承扶穴位于臀部横纹线的中央下方；承筋穴在小腿后面，当委中穴与承山穴的连线上，腓肠肌肌腹中央，委中穴下5寸。

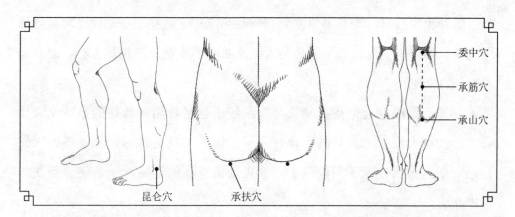

委中穴
承筋穴
承山穴
昆仑穴
承扶穴

有一位曾经做铁路技术工程师的患者朋友，年轻的时候为祖国的建设四处奔波，经常去一些荒山野岭勘探铁路路线，现在退休了，落下了腰椎间盘突出的老毛病。

他是个非常固执的老头，其实他的腰椎间盘突出已经非常严重，从他的CT（电子计算机断层扫描）片子来看，第4腰椎间盘已经向外突出压迫到脊髓了，所以他每次发病的时候都不能直立行走，要由他儿子用轮椅推着来就诊。

刚开始我看了他的CT报告，检查了他的症状，我是建议他手术治疗的，但是被老爷子拒绝了。他儿子说："已经去别的医院看过了，大夫也建议手术治疗。老爷子特别倔强，就是不同意，全家人拧不过他，所以找到您这儿，看看有什么其他办法。"

对于这种严重的腰椎间盘突出，我也只能说先试试吧。除了用一些活血化瘀的药物之外，我给老爷子支了个招，让他回去买一包艾条，然后点燃艾条对准昆仑穴来回地旋转施灸，使局部出现温热感为宜，这样一方面可以调动气血，另一方面也可以活血通经。

然后，我扶老爷子上按摩床上俯卧着，选取了承扶穴和承筋穴按摩。我用的也不是平常大家用的指按法，而是借用了工具——刮痧板。我用刮痧板在老爷子的下肢顺着足太阳膀胱经从上向下刮动，到承扶穴和承筋穴的位置我会特意停顿一下，用力向下按压。

随着我的按摩，老爷子感觉到有一股热流从下肢往上蹿动到腰部，腰部也出现温热的感觉，这其实就是足太阳膀胱经的水湿之气携热上行，温润濡养腰部的表现。

老爷子每周都会来找我复诊两次，回去也坚持用我教他的办法艾灸昆仑穴。经过大概一个多月的治疗，老爷子再来找我复诊时，我发现他居然自己一个人来的，也不用轮椅了，笔直地走进我的诊室，一直笑着夸我的医术高明。

9

治疗坐骨神经痛，记得找环跳穴

我一般不轻易给患者朋友下坐骨神经痛的诊断，因为这个疾病名称会给患者朋友造成很大的心理负担。坐骨神经痛的诊断非常广泛，在临床上经常可以看见有些大夫将一些不明原因的腰腿痛统统归类到坐骨神经痛，然后下诊断的时候打个问号。

坐骨神经痛的诊断需要做CT、磁共振成像、电生理检查，我认为是没多大必要的。这个疾病的治疗主要是为了缓解患者朋友腰腿疼痛的症状，就算诊断出来，也没有什么其他的好办法，治疗方法都大同小异，例如静卧休息、输一些营养神经的药物、吃些止痛药等。

中医里有个穴位对坐骨神经痛有较强的缓解作用，我经常会给患者朋友推荐，它也有一个很形象的名字——环跳穴。在上学的时候，老师在课堂上对环跳穴做了很好的解释：人体在做向上腾空的跳跃动作时，足跟可以触及此穴，所以叫作"环跳"。

环跳穴是足少阳胆经的经穴，在"井、荥、输、经、合"五输穴中五行属金，位置临近髋关节。地部水湿之气到达环跳穴后，水湿渗入穴内丰满的肌肉之中，并气化为天部的阳气，穴内阳气健盛使人下肢强壮有力，所以此穴有疏通气血、强筋健骨的作用。

环跳穴的位置非常不好找，应让被施术者侧卧，伸直下足，蜷曲上足，在股骨大转子与督脉腰俞之直线上近大转子侧1/3处凹陷处。说了这么多，估计广大读者朋友都听得云里雾里，具体的请看下图所示。

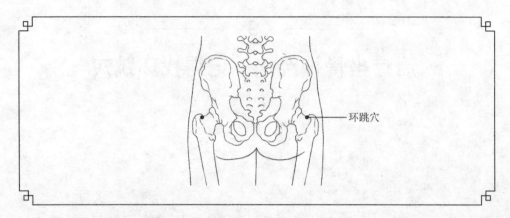

——环跳穴

好几年前，我记得有一次，我的母亲召集几个老伙伴来家里打麻将消磨时光，其中就有小区的王大爷。因为夏季天气炎热，所以家里空调被我开得很足，我在旁边看电视。

到了下午三点多的时候，王大爷说要起来上个厕所，就听见他"啊"一声，趴在麻将桌上，站不起来。原来由于长时间保持坐姿，再加上空调温度比较低，王大爷出现了腰腿麻木、疼痛的情况。坐着的时候还没注意，刚一站起来他就感觉腰骶部疼痛，并且向大腿放射。

我连忙起来扶着王大爷躺在客厅的沙发上，初步诊断为坐骨神经痛，然后我把空调关了，取出家里以前备好的火罐。因为王大爷长时间静止不动导致气血运行不畅，再加上寒邪的侵袭，所以出现症状时用拔罐的方法可以有很好的疗效。

我顺着王大爷大腿部足少阳胆经的方向走罐（使局部皮肤出现红润为宜，用手摸走罐的皮肤会感觉到温热），然后我让王大爷侧躺着，找到环跳穴。因为环跳穴被臀部丰富的肌肉覆盖着，所以按压时要用力。

为了达到更好的疗效，我用我的肘部尖端对准环跳穴，用上身的重量压在穴位上做按摩治疗，左右各按压10分钟。按压时如果有酸麻胀的感觉向下放射，足部出现轻微的抽动，是正常反应。

经过走罐和按摩治疗，前前后后折腾了半个小时，我让王大爷试着起来活动活动。王大爷开心地笑道："真神奇，一点不适的感觉都没有了。"我让他以后经常活动，别老是整天打麻将，这样对身体不好。之后他每周都会挑一两天来我家，并不是为了打麻将，而是让我给他进行按摩推拿的保健治疗。他现在不但腰腿利落了，下肢疼痛、麻木的情况也没再出现过。

治疗风湿性关节炎，阴陵泉穴来解决

风湿性关节炎在西医里属于自身免疫性疾病，在中医里则统称为"痹症"，《黄帝内经·素问·痹论》中就有记载："风寒湿三气杂至，合而为痹也。"这句话的意思就是风、寒、湿等邪气侵入人体经络，留于关节，导致经脉气血闭阻不通，不通则痛，则出现痹证。

在这节内容里，我们主要介绍湿邪为重的着痹，因为在临床上以着痹常见，而阴陵泉穴是治疗着痹的常用穴位。从阴陵泉穴的名字就可以看出，此穴与水湿之气大有联系。

阴陵泉穴是足太阴脾经上的腧穴。"阴"就是水的意思，"陵"指的是土丘，"泉"指的是水泉穴。足太阴脾经运化的水湿之气及水谷精微混合物质在此汇聚累积，所以此穴有祛风除湿、通利关节的功效。

阴陵泉位于小腿内侧，胫骨内侧髁下缘与胫骨内侧缘之间的凹陷中，在胫骨后缘与腓肠肌之间，比目鱼肌起点上。

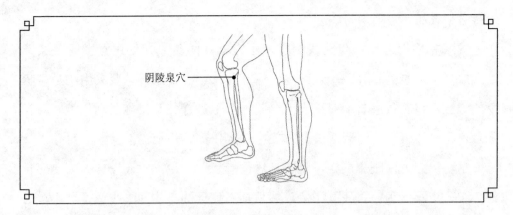

阴陵泉穴

在读研究生的时候，我去风湿内科实习过，那时我还是个初出茅庐的小伙子。在科里实习的时候，大部分患者用的都是抗免疫治疗，再辅助用一些中药。

我记得非常清楚，有一位风湿性关节炎的患者朋友，他年轻时是在沿海地区做养殖生意的，现在岁数大了，跟着孩子来北京养老，可是落下了风湿性关节炎的毛病，住院治疗的过程中症状时好时坏，手指关节已经肿胀变形了。每次晚上我陪带教老师值夜班的时候，都会被这位患者朋友叫醒，因为他的双手一到晚上就感觉到刺痛。

有一次值夜班，晚上10点多的时候，我和带教老师刚处理完医嘱在吃饭，护士就跑过来喊我们赶紧去看看，他手又开始疼痛了。老师就吩咐给两片止痛药，让我去安慰安慰他。

我走到他身旁，看见他在床上双手紧握，"啊啊"地叫着，一方面是出于同情，一方面也是怕他晚上再发作，于是我劝他试试我的按摩治疗，或许能够缓解他的疼痛。

经过他的同意之后，我就开始运用我在课堂上的所学给他进行按摩治疗。首先我用搓法将他双手焐热，书中记载"疼痛寻阿是"，现在他手疼，就可以对手部疼痛部位进行按摩。我用示指和中指夹住他的拇指，从上捋到下，按照拇指、示指、中指、无名指、小指的顺序捋手指，在操作的时候，可以明显看到手指的肤色从红赤变白。我一边按压，一边宽慰他在按压时要保持心平气和、呼吸均匀。

　　按摩完手指之后，我又找到阴陵泉穴，在阴陵泉穴处用点燃的艾条灸治，取艾灸温热的特性，疏通经络、活血化瘀、温化寒湿。我采用的是雀啄灸的方法，将艾条燃着端对准穴区一起一落地进行灸治，施灸动作类似麻雀啄食。此法热感较其他悬灸法要强烈，一般用于顽症的治疗。

　　这套治疗方法刚施展完，就听见这位患者朋友说："谢谢你大夫，感觉好多了，也不疼了。"我笑了笑，然后拖着疲乏的身体回去吃饭了。不过还真见效，这位患者一晚上都没出现疼痛的症状，我也睡了一个安稳的好觉。

治疗腰肌劳损，可用拳头按揉腰眼穴

基本上所有的老年人都有腰肌劳损的毛病，只是程度的轻重而已，就好像一台机器连续工作了几十年，肯定会出现零部件老化的情况，人体也是一样的。

现在人们上班的时候坐在电脑前，回家也是坐在沙发上看电视，所以活动的机会非常少。持续保持一个姿势对于腰肌的损害最为严重。大城市里人们出现这种病的概率更高，并且有年轻化的趋势。

这节要介绍的按摩腰眼穴，其实广大的读者朋友不由自主地都会做，只是没有说的这么专业而已。我们平时伏案工作时间长了，都会站起来用双手撑着腰部，做做扭腰的动作，这也是一种对腰眼穴的按摩。

腰眼穴位于腰部第4腰椎棘突左右3～4寸的凹陷处，属于带脉环绕腰部的范围，与肾脏的体表定位相对应。肾喜温恶寒，常按摩腰眼处，能温煦肾阳、畅达气血。"腰为肾之府"，用掌搓腰眼，不仅可以疏通带脉和强壮腰脊，还能起到固精益肾、延年益寿的作用，所以按摩腰眼穴可以预防腰肌劳损。

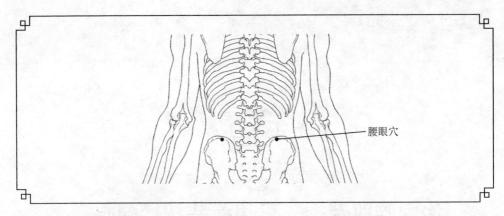

　　记得两年前我被邀请去参加某电视台的一档养生节目，那期节目的主题就是用按摩手法治疗腰肌劳损。在节目上，我就和观众朋友们分享了一个临床上的典型病例。这个老年患者是个退休工人，腰部在年轻的时候受过外伤，所以现在腰部老是觉得别扭不舒服，也说不出来是什么感觉，反正就是不得劲，但是拍了X线片也没检查出什么毛病。

　　我给他做体格检查的时候，就可以明显感觉到他两侧腰眼穴的位置有两个疙瘩，这就是中医所说的气滞血瘀。我们需要通过按摩推拿的手法把这两个筋节化开，就可以达到治疗的目的。

　　我让他俯卧在诊疗床上，把双手搓热了之后，将手心贴着他两侧的腰眼穴，让手心的温热传递过去，连续操作了5～8次。当他产生暖暖的感觉之后，我双手握拳，将拳头实实地放在腰眼，然后贴着肌肤做旋转搅动的动作，连续操作30～50次，以腰酸胀为宜。动作要有力度，能深透肌肉，让被施术者有非常厚实的感觉。

　　这个患者朋友经过我连续三周的按摩治疗后，腰部的症状减轻了许多，之前那种不得劲的感觉消失殆尽。

　　介绍完这个病例后，我就在节目中邀请观众做现场演示，当时是位老太太上来做的示范，我也用同样的方法给她进行了按摩推拿。施术完毕后，这位老太太在台上来回走了几圈，神采奕奕地说，腿脚都利落了许多，腰部原来的那种空虚感好像被填满了。现场观众都为我鼓起了掌。

对付下肢水肿，水泉穴有奇效

一提到下肢水肿，肯定有很多老年读者朋友会和糖尿病联系起来，其实下肢水肿有很多方面的诱因，并不一定就是糖尿病引起的，例如下肢静脉回流受阻、淋巴回流受阻、右心衰竭等原因都可引起下肢水肿。在治疗上，只要病因不同，西医的治疗手段也不尽一样。

中医在治疗下肢水肿时，都会采用利水渗湿的方法，因为无论是阳虚水泛，还是膀胱气化失常，水液潴留，泛滥肌肤，所有的致病原因都是和人体水液代谢失常有关系的。

水泉穴是足少阴肾经的郄穴，"水"是水液的意思，"泉"指的是水潭，即肾经水液在此聚集形成水潭。记得我在读研究生的时候，老师上课强调过一句"郄是空隙意，气血深藏聚"，说的就是水泉穴作为足少阴肾经的郄穴，是水液流经的空隙，所以水泉穴有利水、渗湿、消肿的功用，对下肢水肿有很好的疗效。

水泉穴位于内踝后下方，在太溪穴直下1寸，跟骨结节内侧凹陷处。简便取穴时，在内踝后方与脚跟骨筋腱之间的凹陷处找到太溪穴，然后在垂直下方放一横指就是水泉穴。

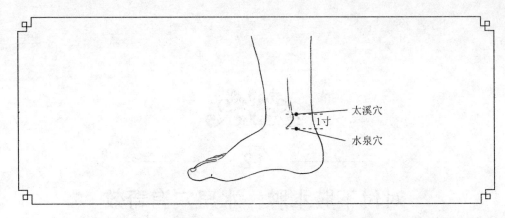

上个月我就接诊了一位四五十岁的女性患者。她正处于更年期的阶段，一走进我的诊室就撩起裤腿，一边给我看她的双下肢，一边焦急地说："大夫，你快看看，这几次只要来月经，腿就肿得不行，和发了的面似的，一按一个坑，去妇科检查了说可能快绝经了，这几次的量也比较少。"

我一边检查，一边问她吃了什么药。她说因为和月经有关系，觉得可能是月经引起的，所以吃了一些乌鸡白凤丸调节内分泌。我告诉她别吃乌鸡白凤丸了，她的下肢水肿是由于更年期内分泌突然变化而引起的，随着绝经期的到来和岁数的增大，内分泌稳定之后，水肿也会随之消失。现在最主要的就是控制住下肢肿胀的症状，根本无须吃药。服用药物反而有可能加重肾脏的代谢负担，也有可能加重下肢的水肿。

"大夫，那不吃药，怎么治疗啊？就让它这么肿着？"她一脸焦急地问。我笑笑道："我告诉你一个穴位，你按照我说的按摩，就可以解决下肢水肿的症状。"她一脸疑惑。我说，你先试试吧，不行再来找我。

然后，我手把手地教她找到水泉穴，用拇指指腹深深按住，做离心方向推按。在这里教大家一个小诀窍，要向下推按，因为是人体水液潴留，所以要将水液排泄出体外，要用泻法。有些读者朋友不注意按压的方法，朝向上的方向按压，往往适得其反。

推按100次左右，再沿着顺时针方向揉按，按摩时以出现酸胀、麻痛的感觉为宜。每次出现水肿时按上大约15分钟，会有手到病除的效果。

第四章

女人推拿——健康美丽年轻态

减肥瘦身，找滑肉门穴

　　爱美之心人皆有之，而女性更在意自身的身材和美貌。很多女性朋友整天嘴里喊着要减肥，却从来不控制饮食，顿顿暴饮暴食，好食肥甘厚腻的食物，体重难免也随之增加，体形越发肥胖。

　　其实最好的减肥方法，不是吃药，也不是那些美容广告里说得很玄乎的激光治疗。最主要的是要控制饮食，再加上加强锻炼，消耗能量，人体摄入少了、消耗多了，体重自然而然就减轻了。这个道理其实广大的女性同胞都懂，但是没有多少人能够坚持，所以就一心想寻求一些不靠谱的捷径。

　　中医里有个减肥常用穴位，它有个形象的名字——滑肉门，光从名字就可以看出来此穴强大的减肥作用。"滑"是滑利、光滑、滑动的意思，"肉"指的就是肌肉，"门"是指出入的场所。

　　滑肉门穴位于上腹部，当脐中上1寸，距前正中线2寸。内部是腹膜油脂，外面是腹部松软的肉，深部为小肠，是一个柔软润滑的地方。

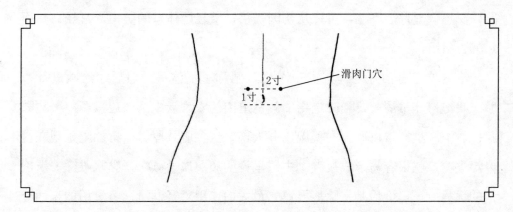

我在大学本科阶段，老师就从中医医理方面详细讲解了这个穴位。食物从口进入到胃，经过胃初步研磨加工，将大块的食物分解成更细微的营养，让粗糙的渣滓进入大肠，精微的营养留在小肠，精微在小肠被真正地吸收分解。

这就好比是过滤器一样，将杂质和精华清楚地分开来。而滑肉门呢，就相当于控制精华下漏的开关，是食物中的精华物质从胃进入小肠的门户。精华物质是否能够很好地被小肠吸收，就看这个门户是不是够润滑。

减肥相当于中医里的美容保健，我有幸跟随一位名老中医学习，见识过他利用滑肉门穴减肥的神奇治疗。那时候我还年轻，是本科的最后一年，在医院实习，被分配给这位名老中医手下做助理。

这位老中医是返聘回来的，在杏林苑（医院名）出特需门诊，一天也就看10个左右的病人。有一天上午，来了一位年轻女性，是慕名而来治疗月经不调的。这位患者朋友体形比较丰满，一米六的个头，差不多有70千克。

她已经快30岁了，也到了找对象的年龄，可是因为肥胖，老是被别人嘲笑，所以终身大事也耽误了，还形成了自卑的心理。她最近也十分在意自己的形象，一天只吃一顿饭，想通过节食来减肥。没想到事与愿违，不但体重没下降，月经还不好了。她这次来就诊主要是为了调节月经。

老中医一边号脉，一边询问病情，除给予中药治疗之外，还让这位患者朋友平躺在诊疗床上。老中医这时和我说："其实她的月经不调是减肥引起的，要想调理月经不调，可以从诱因入手，减轻她体重的负担，月经自然而然就会顺畅。"

给这位患者治疗之前，老中医先让她称了下体重，然后才给她进行按摩。我记得非常清楚，当时选用的就是滑肉门穴。老中医一边按摩，一边教我："中医里经常讲胖人多痰湿，胖人饮食也多肥甘厚腻，再加上她现在内分泌失调，就很容易形成痰湿。中医里说的痰湿属于顽疾，黏腻难除。滑肉门的优势所在，恰恰是祛除痰湿，它最大的作用就是润滑，将没用的东西分泌出去，所以给想要减肥的人治疗，一定要多利用这个穴。"

这个穴位的按摩可以先用拔罐的方法调动人体的阳气。平时我们拔罐用的是闪火法，但是老中医用的是明火法，点燃了一截棉球直接扔进罐里，然后倒扣在穴位上，只看见棉球熄灭以后升起了许多白烟，被笼罩在罐里。

10分钟过去了，老中医又用手法给患者朋友按摩，用手掌的掌根部对准穴位做揉面的动作，还配合了拍法。经过治疗后，这位患者爬起来满头大汗，说："就和洗了澡一样，都湿透了。"老中医对她笑了笑，和我解释道："要的就是这个出汗的效果，调动人体阳气蒸腾，使痰湿之气外出，所以按摩的手法很关键。"

经过大约三个多月的治疗，我最后一次和老中医跟诊时，碰见了这位患者来复诊，她说："现在体重明显下降，脸也变瘦了。"

除了补铁，治疗贫血还可以找膈俞穴

因为生理特点，女性朋友们很容易出现贫血的症状，平时来月经的时候，一些女性朋友也会喝一些阿胶和红糖来补血。

有个补血的要穴，平时我们可以刺激它，对于血虚的女性朋友有很好的疗效。我经常向到我这里看病的女性朋友推荐，它就是膈俞穴，是足太阳膀胱经的第17对穴。"膈"，是心脾之间膈肌的意思，"俞"，是传输的意思，膈肌中的气血物质在此向外输布。

膈俞穴是八会穴中的血会，心之下、脾之上的膈肌之中，为血液所化之气，故此穴具有养血和营、健脾补心的功效，对于贫血有很好的疗效。

膈俞穴位于背部第7胸椎棘突下，正中线旁开1.5寸处，在内对应横膈。简便取穴的时候，先摸到两侧肩胛下角，然后做连线，与脊柱的交点旁开两横指就是膈俞穴。

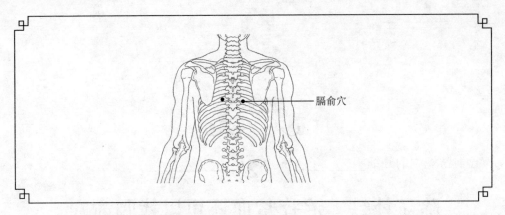

膈俞穴

在医院里工作，难免会碰见一些女性同事生病。记得很多年前一个冬天的早晨，我们都在办公室里交班，护士站一排，大夫站一排，护士先说昨天的护理情况，然后大夫说病人的治疗情况，最后主任进行点评。由于昨天新入院的患者朋友比较多，所以这次交班的时间非常长。大家都站着，有个小护士突然一下就坐在地上，我们连忙扶住，只见小护士脸色煞白，眼睛都睁不开了。

后面细细一问，原来这个小护士本来身体就不好，体质虚弱，从小到大都贫血。昨晚上了一个夜班，一晚上没睡，这几天又赶上生理期。今天交班的时候站的时间太久了，一会儿就感觉站不住了，虚得直冒冷汗，头晕得厉害，一下没坚持住就坐在地上了。

我们一群大夫赶紧扶她上休息室躺着，输上葡萄糖、生理盐水，抽了个血，化验了个血常规，红细胞计数才$3×10^{12}$/升，明显贫血。过了半小时，小护士终于缓过来了，还不太好意思，跑来和我们道歉。

我当时出于好心，教了她一个按摩保健的方法——按摩膈俞穴。膈俞穴位置在背部，自身难以触及，可以让家人帮助按摩。我手把手地教她找到膈俞穴，然后用双手拇指的指腹对准穴位按下。给血虚的患者朋友按摩此穴时，手下会有一定的落空感。采用碾压的按压力度，直到出现酸胀的感觉。两侧同时按压，每次按压200次左右，就可以放松休息一下，在休息的同时用手掌在背部轻拍。每天坚持做2～3次，每次半小时为宜。

　　如果家里有鹿角，那就更好了，可以用鹿角的钝头代替手指，用同样的按摩方法，会起到更好的疗效，因为鹿角本身就有补益元气、活血壮阳的功效。

　　过了一年左右，小护士不但气色越来越好，面色也红润起来。单位组织体检，小护士欣喜若狂地来感谢我，说我教她按摩保健的方法好极了，这次体检血常规中的红细胞数量居然达标了。

想要手脚不冰冷，多按阳池穴

一说到手脚冰冷，南方的读者朋友肯定会有很多感慨，因为南方没有暖气，所以一到冬天手脚冰冷是非常常见的事情。

但是有些在北方生活的女性朋友也会出现手脚冰冷的情况，就算暖气烧得非常热，也无法缓解手脚冰冷的症状。所以可以经常看见有些女性朋友无论夏天还是冬天，脚上总是穿着很厚的袜子或者裤袜保暖，晚上睡觉的时候也会用暖宝宝或者电热毯先将被窝焐热了才能就寝。

现在人们医学知识水平提高了，广大的读者朋友都知道手脚冰冷多是由阳虚引起的。用普通的保暖方法，只能治其标，不能治其本，我们应该从源头入手，来缓解手脚冰冷的症状。

有个穴位一听名字就知道是个汇聚阳气的地方，它就是阳池穴。"阳"是阳气的意思，"池"指的就是汇聚的场所。阳池穴是手少阳三焦经上的腧穴，统领全身上、中、下三焦的阳气，诸穴传来的弱小水湿之气至阳池穴后，与外部的热量相融合，水湿之气吸热转化为阳热之气，是阳气生发的地方。所以此穴有生发阳气、沟通表里的功效，对于手脚冰冷有很好的疗效。

阳池穴位于腕背横纹中，当指总伸肌腱的尺侧缘凹陷处。腕关节背面，由第4掌骨向上到腕关节横纹处有一凹陷处，或简单地说，腕背横纹中点即是阳池穴。

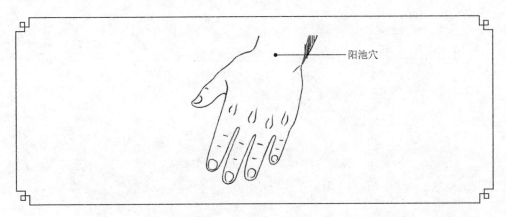

阳池穴

我有一个表亲姑妈就有手脚冰冷的毛病。在南方生活的时候，老太太总是抱着一个炭炉子在手上。现在搬到北京来生活之后，虽然北京的冬天有暖气，但是老太太还是总拿着一个热水袋，就是夏天也不例外。

老太太手脚冰冷已经几十年了，特别是到晚上，手脚就没热乎的时候，这其实和晚上阳气入里、阴气外出在表有关系。并且老太太手脚有很多冷汗，袜子有些时候都是湿的。

我作为大夫，为了缓解老太太手脚冰冷的症状，用过各种各样的办法，拔罐、针灸、喝中药全都试过，症状也时好时坏，疗效并不是很理想。老太太总是说："个人体质问题，别白费力气了。"

有一次在翻阅古医案的时候，无意发现了按摩阳池穴治疗手脚冰冷的案例，我一想也可以给姑妈试试啊。

　　于是下次见面的时候，我先让老太太泡了一个热水脚，然后用双手将她的手脚搓热，达到微微发烫的程度。我用家里买的烤灯（古医案中用的是炭火）对着阳池穴，在烤灯的照射下进行按摩，按摩的同时让老太太的手腕做弯曲动作。手腕活动的幅度不要太大，否则会影响按摩的深度和力度。每次按摩10分钟左右就换侧进行，每天晚上睡觉前可以按摩一次，平时也可以让老太太自己操作来增强疗效。

改善黑眼圈，要靠睛明穴

这节要讲的穴位，广大的读者朋友都非常熟悉，因为在眼保健操中就有这个穴——睛明穴。我们在上学的时候经常做的眼保健操的第二节就是按揉睛明穴，所以对睛明穴缓解眼部疲劳再熟悉不过了。

现代人的工作压力非常大，时常晚上加班到深夜，白天还得早起赶公交去上班，所以睡眠时间和质量就很容易打折扣。这种情况在大城市特别常见，包括我本人也是，我从大学就开始天天早起赶公交去医院实习，长时间缺乏睡眠，班里的很多女同学也都有深深的黑眼圈。

其实对付黑眼圈最好的办法就是美美地睡一觉，但是迫于学业和生活的压力，这已经成为一种奢望。眼保健操可以调整眼部及头部的血液循环，调节肌肉，改善眼部疲劳，其中第二节按揉睛明穴又是重中之重。

睛明穴是足太阳膀胱经上的腧穴，又是手太阳小肠经、足太阳膀胱经、足阳明胃经、阴跷脉、阳跷脉五脉交会穴。足太阳膀胱经的气血在此穴处所出，是湿润眼睛液体的重要来源，所以此穴有泻热明目、祛风通络的功效，对于黑眼圈有预防治疗作用。

　　我作为医务工作者，平时工作非常繁忙，再加上家里到单位路途遥远，自己就经常出现黑眼圈。记得有一次，轮到我值急诊夜班，这一晚上的病患非常多，又是抢救，又是插管，还有一堆门诊的病人，就我一个大夫，忙里忙外一晚上。护士一晚上也没有睡，又是扎针输液，又是抽血化验。

　　当我们空闲下来的时候已经是早上7点多了，我和护士面对面地坐在办公室里，我看见她眼睛深深地凹陷下去，黑眼圈非常明显，再加上她戴了一副眼镜，像极了哈巴狗。我就打趣嘲笑她："瞧你眼圈黑的，就和我家养的宠物狗一样。"她也反唇相讥道："你也好不到哪去，眼睛黑溜溜的一圈，像极了老鼠。"

　　听了她的嘲笑，我才注意到自己其实和她一样，一晚上没有休息，出现了深深的黑眼圈。我无可奈何地摇了摇头，微笑道："教你个消除黑眼圈的方法，眼保健操第二节——按揉睛明穴。"

　　我在两边目内眦角稍上方凹陷处找到睛明穴，然后用双手的示指指腹抵住睛明穴，其他四指自然呈空心拳状，按揉面不要太大，闭上双眼，有节奏地上下按压穴位，每按1次，做8个8拍。

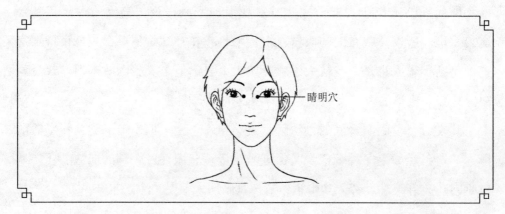

睛明穴

　　做完之后，我睁开双眼，立即就有一种放松的感觉，眼睛一下明亮了许多。黑眼圈其实就是眼圈周围的血液运行不畅导致的瘀血，按揉睛明穴也有活血化瘀的作用，自然而然就能消除黑眼圈。

5

舒缓痛经，手掌紧握按压曲泉穴

一说到痛经，广大的女性读者朋友会有恐惧的感觉。如果有痛经的毛病，对于女性朋友就是个噩梦。比较轻微的痛经，就是在女子来月经的起初几天有轻微的痛楚，用热敷、卧床休息等手段可以缓解；严重的痛经可以让人疼痛难忍，抱着枕头蜷缩在床上一动不想动。

痛经一般是由于气滞血瘀引起的，在中医里叫作"不通则痛"，与肝肾相关，而足厥阴肝经的循行绕阴器，至小腹，挟胃两旁，所以痛经和足厥阴肝经密切相关。

这节要讲的曲泉穴就是足厥阴肝经上的合穴，在"井、荥、输、经、合"五输穴中五行属水。"曲"是隐秘的意思，"泉"指的是泉水，足厥阴肝经的水湿云气在此穴聚集，是肝经气血汇合之处，有交通肝肾的作用。

曲泉穴位于膝内侧横纹头上方，半腱肌、半膜肌止端的前缘凹陷处。简便取穴时，让被施术者屈膝，在膝盖内侧横纹头处上方凹陷处就是曲泉穴。

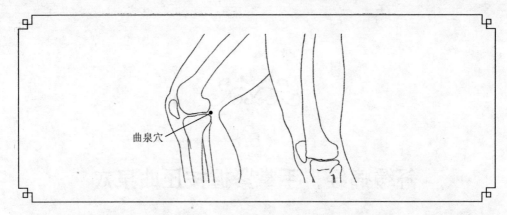

曲泉穴

　　我曾经接诊过一位小姑娘，她来就诊的时候是用120急救车拉来的，在平板床上蜷缩着，脸色苍白，满额头的汗。我一问怎么了，她自己知道怎么回事，就告诉我："痛经，太疼了，以前每次都这样。"

　　等她稍微缓过神来诉说病史，我才得知这痛经从她初潮的时候就开始了，每次来月经的时候都生不如死，痛得死去活来，每次都会住两天院治疗。但是，这样太麻烦了，每次都要请假住院。这段时间工作稍微一忙，月经推迟了3天，所以在单位就痛得受不了，被急救车送来了。

　　她是一个比较特别的病人，给我留下了深刻的印象，因为痛经住院，还是头一次碰见。我给她办理了住院手续，第二天查房的时候，看见她的精神状态明显好多了，和旁边病床的患者有说有笑的，和没事人一样。我刚进屋，她就要求出院，说已经好了，就是一过性的剧烈痛经。

　　我说你这样可不行，每次月经都这么难受，你又这么年轻，以后的日子还很长，可以试一试按摩保健的方法。我让她平时上班坐在椅子上，可以将双手平放在自己的大腿上，虎口张开向前，用拇指指腹对准曲泉穴，双手手掌紧握，一张一弛有节律地拿捏大腿的肌肉。

　　拿捏的时候要抓起尽量多的肌肉，幅度要大，拇指指腹按压的力度要重，每次可以坚持10分钟左右。随着拿捏的起伏，下肢会有一下肿胀、一下放松的感觉，会感觉有一股股波浪从上到下地冲刷。每天坚持1次，在月经前后可以增加次数，经期最好停止按摩。

这位小姑娘听完半信半疑地回去了。过了几个月，我在呼吸科又看见这位小姑娘。她也认出了我，连忙说谢谢我教她的方法，现在痛经好多了，不像以前那么疼了。虽然还时不时犯几回，但是已经可以忍受了，不用老是去医院注射止疼药了。

6

调理月经不调，就找天枢穴

月经不调也是女性朋友们的常见病，是由很多诱因引起的，有器质性病变和功能性病变，在这节中讲的月经不调都是指功能性病变。当月经不调发生时，一定要去医院检查，明确是否有器质性病变，例如子宫肌瘤、盆腔炎等。

功能性月经不调基本上都是由于女性内分泌失调引起的，中医一般认为根本原因是血虚、血寒、肾虚，在治疗上多采用温通和补益的方法。

天枢穴是足阳明胃经上的腧穴，足阳明胃经是多气多血之脉，它又是手阳明大肠经的募穴，胃与大肠相表里，该穴的气血充盈，故有和气营血的功效，对月经不调的治疗有很好的疗效。在《针灸大成》中对天枢穴的主治就有记载："妇人女子癥瘕，血结成块，漏下赤白，月事不时。"

这个穴位是月经不调的治疗要穴，我每次被公司请去给白领们做养生保健的讲座时都会和女性朋友们介绍。

记得上次去讲课是半年前，有位在金融街外企上班的老总老是来找我看病，一来二去也就熟悉了，他邀请我去给他企业的员工做一次养生保健讲座，给企业的员工们减减压。我就同意了，选了周五下午的时间，当时去已经准备好了内容，开始想讲颈椎病的治疗，到了现场就不受自己控制了。

这家企业中大部分是女员工，到现场听讲座的也基本是女同事。我刚开始讲的时候，底下的女同事就老是打断我，问一些月经方面的问题，大多数问题都是问月经不调的，可见月经不调的高发。

我一看是这种情况，索性就改变了内容，现场即兴讲起了月经不调的保健养生。我教给大家一个穴位，对于调节月经周期有很好的疗效，它叫天枢穴。大家都知道"枢纽"的意思，而天枢穴正是调节月经的枢纽。

天枢穴位于腹部，横平脐中，前正中线旁开2寸，当腹直肌及其鞘处。我一边指着天枢穴，一边说："中医一般认为月经不调是血寒引起的，寒凝血滞，血液运行不畅，所以月经来时不定。在治疗上可以用温通法，可以去药店买一些附子，取一片放在天枢穴上，然后点燃艾条，隔着附子做回旋灸。"

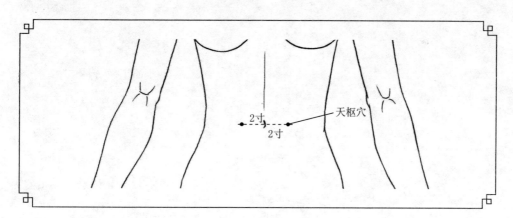

"在这里用附子，是取附子的温通作用，再加上艾灸舒经活络，使附子的药力运行全身，促进血液运行。"说完我就请了一位女员工上来示范，并且向她们介绍了一个按摩的方法。因为在单位用艾灸太不方便，我就让她们买一些三伏贴的敷贴包裹着附子贴在天枢穴上，隔着敷贴做按揉动作，这样也能起到调节月经的作用。

讲座结束后的两周，这家外企的老总又到我这里就诊，说以后有机会还请我去进行科普讲座。上次讲完之后取得了良好的效果，企业里的女员工全都夸我讲的方法既方便，疗效又好。

7

点捶血海穴，祛斑有奇效

女性朋友们对脸上的斑点都会比较在意，特别生完孩子之后，女性脸上或多或少会出现一些色素沉着。现代医学也没弄清楚这些斑点出现的具体原因，一般认为和内分泌的变化有关系。

我在读研究生的时候，记得中医基础老师用中医理论对人体的斑点有独特的解释。人体上出现的斑点，大多数的颜色和我们血液凝固时的颜色差不多，呈深褐色，说明是体内气血妄行、外溢肌肤腠理而形成的，所以我们在治疗的时候需要从血入手。中医基础老师提到了这节要讲的穴位——血海穴。

此穴位光听名字就知道和体内血液有很大关系。血海穴是足太阴脾经上的腧穴，脾主统血，足太阴脾经所生之血汇聚于此，所以按摩此穴有化血为气、运化脾血的功效，对血溢肌表而形成的斑点有较好的疗效。

血海穴位于股前区，髌底内侧端上2寸，股内侧肌隆起处，在股骨内上髁上缘，股内侧肌中间。简便取穴时采用坐位，将手放在被施术者的膝盖上，手心对准膝盖，四指并拢，拇指呈自然张开状态，拇指尖所对之处就是血海穴。

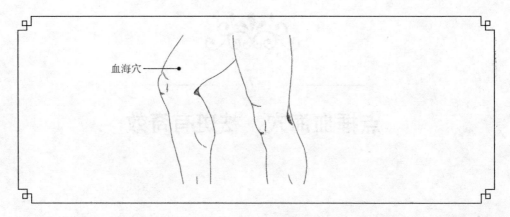

上节内容讲到我去金融街的外企做了一次月经不调的讲座，收到良好的效果，之后我又被邀请去。经过上次讲座有经验了，专门准备了女性朋友喜欢的美容养颜的专题——如何祛斑。

我一边现场展示按摩血海穴的方法，一边讲解："有很多女性朋友也知道按摩血海穴祛斑，但是效果并不是很明显。是血海穴的疗效不好，还是大家没有按对位置？其实都不是，是大家没有掌握按摩血海穴的方法。"

我现场提问了几个外企的女员工，她们都是像按摩其他穴位一样，对着血海穴按揉，一点都没有改变方法。于是我一边纠正，一边说："血海穴的按摩和其他的穴位不一样，需要我们盘腿打坐。我们可以坐在瑜伽垫上，双腿互盘，然后将拇指和其余四指分开，虎口贴着大腿的肌肉，从腿根一直推到我们的膝盖内侧，再从膝盖推到脚踝最高点。"

"这些是按摩血海穴之前的准备工作，是疏通我们的足太阴脾经，刚才我们推行的方向就是足太阴脾经的循行方向。通过这种推行的方法将双腿推得微微发热，然后我们双手握拳，在两侧的血海穴处上下轻微地捶击，力度无须太大，每天坚持半小时左右，会起到意想不到的作用。"刚讲完，这些听众们就迫不及待试验起来，我一边纠正她们的动作，一边回答她们的问题，这次讲座也收到了不错的效果。

过了两周那位外企老总又来找我看病，说我现在都成为他们企业的名人了。那两次讲座教的几招养生保健的方法，现在整栋大楼的人都在尝试，大家都说有效果。

产后缺乳，按摩少泽穴能让宝宝吃饱

最近奶粉又涨价了，再加上国内的奶粉经过三聚氰胺事件深受影响，很多妈妈都表示对国产奶粉的担忧，多会选择价格昂贵的进口奶粉。其实宝宝喝奶粉不仅仅让经济支出增加，对于宝宝的生长发育也是有一定影响的。

宝宝刚出生时最好的食物是母乳，因为母乳不但干净、安全、无毒，还含有各种人体所需的营养元素。最重要的是母乳里还有大量的免疫因子，能够给宝宝提供很重要的保护，是宝宝刚出生时抵御外邪的重要手段，所以大家可以发现，喝母乳长大的孩子要比喝奶粉长大的孩子更健康，更不容易得病。

现在生活条件好了，宝宝在妈妈肚子里的时候，孕妇在家天天被当成"老佛爷"供着，好吃好喝伺候着，所以宝宝出生的时候都比较大，八九斤的孩子经常见到。有些妈妈产后出现缺乳的现象，宝宝食量又大，很难喂饱。宝宝饿了就大声啼哭，又影响产妇休息，这样就形成了恶性循环。

产妇由于要喂奶，为了不影响奶水的质量，怕对宝宝有影响，生病了也不敢胡乱吃药，只能退而求其次，采用配方奶粉喂养。

其实中医对于缺乳有很好的方法，用一些特殊方法治疗，就可以起到良好的疗效，都不用吃药。这节内容就教给大家一个催乳的好方法——刺激少泽穴。

少泽穴是手太阳小肠经的井穴，在"井、荥、输、经、合"五输穴中五行属木，手太阳小肠经主液所生病，人体的液就包括乳汁。"少"是小的意思，"泽"指的是沼泽、低洼水流聚集，其实"少泽"就是小水塘的意思。中医讲"所出为井"，少泽穴作为小肠经的井穴，按摩这个穴位可以使经脉里的水流动起来，并且打开液体出入的门户，所以乳汁也就顺势而出了。

少泽穴位于小指末节尺侧，距指甲角0.1寸。

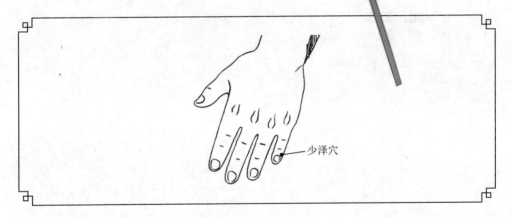

少泽穴

对于产后缺乳的治疗，我颇有心得。我曾经收治过好多产后缺乳的患者朋友，采用刺激少泽穴的方法治疗，都收到了很好的疗效。现在就和读者朋友们分享一下我在临床总结出的治疗经验。

我曾经遇到过一位产后缺乳的年轻妈妈。别的妈妈产后一般都是有人陪同着来的，基本上都是全家出动，四位老人加上老公全程陪同着。这位年轻妈妈却是一个人抱着孩子来的，所以给我留下了深刻的印象。她是个外来务工人员，在一家餐馆里当服务员，还没有结婚，刚把孩子生下来，男人就扔下她们娘俩跑了。

现在就她一个人带着孩子生活，没人照顾，生活条件也不行，所以生完孩子后奶水不足。孩子吃不饱，再加上她收入不高，也买不起奶粉，就来找我看看，有没有办法让她多分泌些乳汁。

其实当时我是起了恻隐之心的，所以照顾这位年轻妈妈时格外用心。我为了帮她省些医药费，索性就什么药都没开。我从护士站取了两根艾条和一罐我们医院自制的香油（和我们平时用的万花油作用差不多）。

我把艾条打碎，将打碎的艾绒用手捻成米粒大小的圆锥形艾炷。取少量香油，滴在少泽穴上，将艾炷放在香油上，点燃艾炷。当局部感到微微灼痛时，立即让被施术者抖动小指，将艾炷抖掉，再施以第二炷，连续灸3～5壮，灸后在少泽穴局部涂抹适量香油。

这位年轻妈妈连续来我这就诊了一周，终于听到了她的好消息。她说遇到好人了，现在奶水充足，宝宝终于能吃饱了。我听了感到非常欣慰。

泌尿系统感染，还好有膀胱俞穴帮忙

女性朋友非常容易出现尿频、尿急、尿痛的泌尿系统感染症状，这是由女性尿道的解剖结构决定的。女性尿道粗而短，长约5厘米，而男性尿道长约18厘米，并且有2个生理弯曲，所以细菌要从尿道口侵袭入里就更困难一些。

特别是生完孩子的女性朋友，由于体质的变化、内分泌的改变，就更容易患泌尿系统感染了。对于泌尿系统感染的预防治疗，首先要注意生理卫生，性生活前后要清洗；特别是来月经的时候，要勤换卫生巾，并且使用合格的卫生巾；洗澡时也要注意，最好使用淋浴。其次就是大家都知道的——多喝水，因为排尿对尿道也有一定的冲刷自洁作用。

对于泌尿系统感染的治疗，我还是要和广大的读者朋友强调一句：现在医疗技术很发达，抗生素的更新换代也层出不穷，急性泌尿系统感染已经不是什么难治的疾病，吃几天抗生素，症状很快就会缓解，所以我承认西医在很多方面还是有它的明显优势的。

患者朋友刚开始得了泌尿系统感染，去医院开两盒抗生素，然后自己多喝水，很容易就痊愈了。我们可以在疾病的后期寻求一些养生保健的方法，预防、巩固一下疗效。

泌尿系统感染在中医里属于"淋证"，而有个利尿通淋的要穴叫作"膀胱俞"。膀胱俞穴是足太阳膀胱经在背部的第19对腧穴，在内与膀胱相通，膀胱腑中的寒湿水汽由此外输膀胱经。而膀胱是人体储存尿液的重要器官，膀胱湿热可出现小便不利的症状，所以此穴有利尿通淋的功效，对治疗泌尿系统感染有一定的疗效。

膀胱俞穴定位时常采取俯卧的姿势，此穴位于身体骶部，第二骶椎棘突下旁开2指宽处，与第2骶后孔齐平。

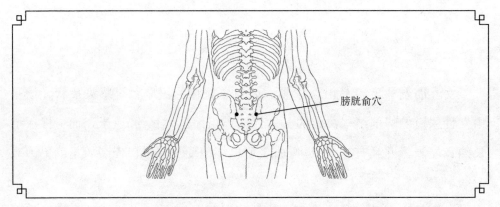

膀胱俞穴

我在临床上碰到的泌尿系统感染的患者朋友还是挺多的。我就碰到过这么一位女性朋友，她是一名艺术院校的大学生，来就诊的时候已经有症状快一个月了。原来她因为去泡温泉一下没注意，就出现了尿频、尿急、尿痛的症状。因为比较年轻，所以不好意思来医院就诊，自己就上网搜了一下，买了几盒抗生素吃。刚开始挺管用的，吃了一天，症状就缓解了，她以为没事了就不吃了，过了一阵子又开始发作，就这样反反复复折腾了快一个月。

其实这就是不规律服药导致的。刚开始连续规律服药一周，然后做个尿常规，没事就可以吃些利尿通淋的中成药巩固一下，很容易就痊愈了。

这次她来，我除了给她开了一些利尿通淋的中药之外，还给她介绍了按摩膀胱俞穴。我找到她身上的膀胱俞穴，用肘部的尖端压着，顺时针按揉，开始她还不适应，嗷嗷叫痛，我放缓了节律，由浅入深地按压，每侧交替按压了15分钟左右，就听见她说："大夫，我能先去上个厕所吗，尿憋着难受。"

我笑道："今天就到这里吧。回去多喝水，别吃辛辣刺激的食物。"之后经过两周耐心细致的治疗，她终于开心地笑了，说要好好谢谢我，之前都不敢出去玩，浑身上下不舒服，现在终于轻松了。

10

预防乳腺炎，请找乳根穴

说到乳腺炎，我和大家分享一个小故事。我在求学时期，中医妇科学的老师给我们讲课，其中有一节内容就是乳腺炎的治疗。老师开始很传统地从病因、病机给大家讲解，我记得非常深刻的是课程的最后一段，老师是这么介绍乳腺炎的："乳腺炎发生、发展的大部分原因是宝宝刚出生，产妇与新生儿还没有配合默契，造成产妇乳腺堵塞，引发乳腺炎。"

老师讲完，我们也明白了，有些妈妈生完孩子后乳汁过多，孩子太小不会吸吮，并且经常啃咬乳头，导致排乳不畅。乳汁在腺体内淤积成块，淤积的乳汁是细菌最好的培养基，随着细菌的繁殖生长就形成了炎症。其实乳腺炎最好的预防治疗手段就是将乳汁排干净。

乳腺炎要以预防为主，出现乳汁排出不畅的情况，一定要去正规医院寻求排乳治疗，中医一般会采用手法按摩乳房帮助乳汁排出。如果已经发展成乳腺炎了，一定要及时治疗，因为乳腺炎的后期症状非常严重，有些在乳房内形成脓肿，表面上看起来还挺正常，其实乳房深部都烂了，这种就需要外科手术切开引流。不但喂不了奶，对妈妈们也是一种摧残。

在临床上，我一般建议用按摩推拿手法预防乳腺炎。如果真发展成乳腺炎，我建议不要使用按摩手法，因为这时候按摩，不但患者朋友会感到非常疼痛，还会刺激炎症，反而加重病情。

我曾经去给妇幼保健院的准妈妈们做科普讲座，就介绍过用按摩推拿的方法预防乳腺炎。那时我还年轻，当时科里主任派我去的时候也没多想，就选取了产后常见病——乳腺炎作为讲座内容。

中医里常用乳根穴预防乳腺炎。乳根穴是足阳明胃经上的腧穴，"乳"指的是人体乳房，"根"就是根本的意思。前面说到，足阳明胃经是多气多血之脉，将饮食转化为人体的水谷精微运行输布全身，在乳房形成乳汁。乳根穴位于乳头直下，乳房根部，当第5肋间隙，距前正中线4寸。刺激此穴能活络乳房周围经脉、疏通乳腺导管，有促进乳汁排出的功效。

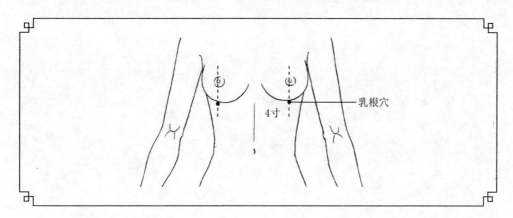

女性按摩的时候需要解开胸衣，这时乳房就会因为地心引力而下垂，所以在找乳根穴时，需要将乳房轻轻抬起。简便取穴时就是在乳头直下，乳房轮廓的最下缘。因为乳根穴的位置属于隐私部位，所以一般都是自我保健按摩。

按摩时先把双手打开，四指并拢，虎口处握住乳房，在胸前交叉放在乳房的下缘，顺着乳房的轮廓做擦法，擦拭的范围可以尽可能大一些，手法要柔和，力度要适中，避开乳头。按摩15分钟左右，乳房会有温热和发胀的感觉。每天早晚都可以坚持做一次，平时也要注意乳房的清洁卫生。

这次讲座结束后，准妈妈们都表示非常适用。这样的按摩方法不但能够调动气血充盈乳房，还能疏经活络，保证乳房分泌乳汁的通畅。

要治盆腔炎，揉按子宫穴

说到盆腔炎，女性朋友们应该不会陌生吧。只要去医院妇科就诊，在做妇科B超的时候，常会听到一种诊断叫作"盆腔积液"。然后上网搜下盆腔积液，就会感到害怕，可是妇科大夫会非常淡然地和你解释，有可能是盆腔炎症引起的。

其实有性生活的女性朋友在临床上都会被诊断为轻微的盆腔炎，因为女性盆腔炎非常常见，这和女性骨盆的解剖结构有关系，也和女性的生理特点有关系。

女性最重要的生殖器官就是子宫，而子宫位于女性的盆腔中，所以大部分的盆腔炎或多或少都和子宫有密切的联系，我们治疗盆腔炎可以从子宫入手。

子宫穴是经外奇穴，位于下腹部，当脐中下4寸，中极穴旁开3寸。从名字就可以看出此穴对于子宫的调节作用，对改善女性盆腔环境有很好的作用。

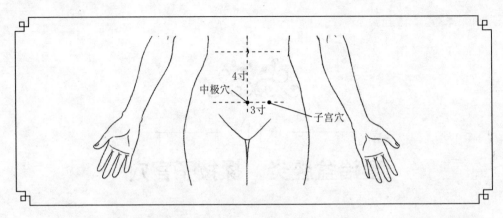

我曾经碰到过很多盆腔炎的女性患者到我这里来就诊。我会先看她们的B超诊断报告，如果诊断为轻度盆腔炎，或者怀疑是盆腔炎，我都会劝她们不用太着急，问题不大，可以不用药物治疗，只需要回家进行一些简单的按摩推拿，就可以起到良好的疗效。

一般这种女性患者朋友不会有什么症状，最多伴随一些白带异常。预防盆腔炎最主要的行为就是在经期时选用合格的卫生巾，进行规律的性生活，注意个人的清洁卫生。

子宫穴的按摩需要我们用柔和的手法，因为子宫作为女性朋友的生殖器官，是孕育胎儿的场所，比较娇嫩，而子宫穴是子宫在体表的反应点，所以要轻揉、轻按。这里别用拇指的指腹，这样受力面积太小，压强比较大，所以刺激太强。

我们平时在家做的时候，可以四指并拢，用手掌前侧在子宫穴上按揉。动作要缓慢，每分钟30次为宜，按揉时可以闭目养神，进行腹式呼吸。呼吸的节律要配合按揉的动作，吸气时按压，呼气时手掌上抬。每天坚持2次，每次15分钟。

　　这种防治盆腔炎的方法最大的好处就是不用吃药，并且简便易行，在家自己就可以操作，无须借助外力。盆腔内环境的改善不是一朝一夕的事情，所以需要女性朋友们坚持。每个月可以做个盆腔B超复查一下，可能起效会比较缓慢，连续几个月检查结果都不会有太大的变化。

　　虽然检查报告不会有太大变化，不过坚持用此法按摩，患者会明显感觉到气色的好转，妇科疾病也会减少很多，用句通俗的话说，就是底气足了。或许到了来年的单位体检，就会惊奇地发现B超诊断上盆腔炎消失了。

12

治疗压力性尿失禁，中极穴能调节膀胱气机

尿失禁这个疾病是女性朋友们难以启齿的疾病，其实生育过的女性朋友大部分都有过尿失禁的症状，只是轻重不同而已。因为生孩子的时候，盆底肌肉松弛，再加上现在孩子基本上都个头过大，顺产的时候很容易导致需要侧切，也会对膀胱逼尿肌有一定的影响，所以生完孩子就会出现尿失禁也不足为奇了。

在临床出门诊时，我听尿失禁的女性患者说得最多的一句话就是："生孩子之前好好的，生完孩子就出现这毛病，都不好意思告诉别人。一咳嗽、一大笑、一放屁就感觉漏尿，成天垫着卫生巾，也不敢出远门，到处找厕所。"

压力性尿失禁是由于膀胱逼尿肌松弛，导致尿液在膀胱里憋不住，当出现咳嗽、大笑、放屁等腹压增大的情况时，尿液从膀胱里溢出，就出现了尿失禁的症状。

对于压力性尿失禁的治疗，西医现在有个手术叫作"耻骨后膀胱尿道悬吊固定术"，在临床上收到了良好的疗效。这种手术在临床上有效率可以达到70%以上，但是唯一的缺点就是复发率太高，一般可以管个2～5年，之后还需做同样的手术治疗。

有一部分女性朋友或者因为症状较轻，或者因为对手术的抵触，都会寻求中医方面的治疗。在中医里，尿失禁属于膀胱气化失常，导致尿液排泄失调。

中极穴是任脉上的腧穴，是足太阳膀胱经的募穴，又是足三阴经和任脉的交汇之处。"中"，与外相对，"极"指的是屋顶横梁。任脉气血在中极穴达到了天部中的最高点，其解剖位置又是膀胱在腹部的体表投影，所以此穴募集膀胱经水湿之气，对尿液的排泄有调控作用，可以用于尿失禁的治疗。

曾经有一位刚坐完月子的女性患者来找我看病，她就属于典型的压力性尿失禁。这位女性患者朋友进门来显得特别焦急，她说："大夫，我这生孩子后老是尿裤子，都不好意思告诉别人。"

我详细问了病情后才知道，原来她是农村的家庭妇女，需要干一些重体力劳动，前段时间刚生完孩子后，就出现了尿失禁的症状。虽然比较轻微，但是也非常烦人。因为这个患者朋友年轻的时候就干重体力劳动，长时间的劳神耗气导致元气不足，加上分娩时损伤盆底肌肉群，所以治疗上可以选用中极穴。

我在她体前正中线，脐下4寸找到中极穴，并且手把手地教她如何找。先仰卧在床上，将耻骨和肚脐连线五等分，由下向上1/5处即为该穴。先用艾条点燃，在中极穴的位置进行回旋灸，用温热的方法调动人体元气，温化膀胱水湿之气。艾灸的时间不要过长，10分钟为宜。灸完之后，用酒精棉球在中极穴处擦拭，起到中医"洁净府"的功用，然后用拔火罐的方法，在中极穴处留罐15分钟，意在蓄积膀胱水湿之气。

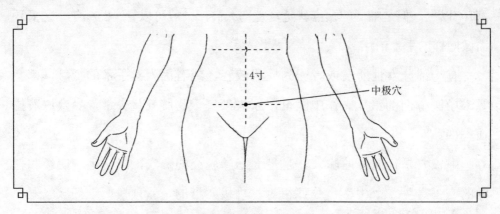

4寸

中极穴

　　之后这位女性患者朋友又找我复诊了三四次，每次我都用同样的方法治疗。过了两周，她明显感觉到漏尿的次数减少了，现在可以大笑，再也不用每天都要使用卫生巾了。

13

缓解更年期综合征，可用三阴交穴

女性朋友到了四五十岁绝经前后，因为卵巢功能减退和激素水平的下降，会迎来更年期，出现烦躁易怒、出汗多、心慌、发热等症状。

在临床上有个穴位和足三里穴并驾齐驱，享有"保健双穴"的美称，是女性朋友常用要穴，它有个很奇特的名字——三阴交。

三阴交穴从名字字面上就可以看出，此穴是三条阴经的交汇之处，分别是足太阴脾经、足厥阴肝经、足少阴肾经。本穴物质有脾经提供的湿热之气，有肝经提供的水湿风气，有肾经提供的寒冷之气。

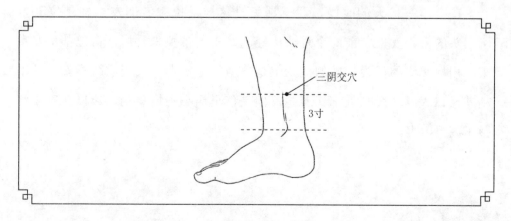

三阴交穴作为十总穴之一，又称"妇科三阴交"，既可以健脾益血，又可以调肝补肾。阳辅外出则烦躁不安，阴居于内则神情内守。三阴交滋阴润燥，可安神定志，帮助睡眠，对于女性更年期出现的各种症状有很好的疗效。

三阴交位于小腿内侧，当足内踝尖上3寸，胫骨内侧缘后方。简便取穴法时，用手指同身寸的方法在内踝尖上直上3寸，自己的手指4指幅宽，按压在胫骨上，此穴位于胫骨后缘靠近骨边凹陷处。

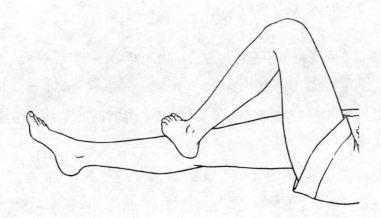

在今年三伏天的时候，我就遇见过这样一位患者朋友，她是位50岁刚出头的中年女性，前两个月才停经。她丈夫带她来看病，自己都不愿意来。用她丈夫的话说，她的症状就是典型的更年期，天天焦躁不安，动不动就破口大骂，全家人都让着她，但是孩子还小不懂事啊，所以在家里和孩子闹得厉害。

她一进来就坐在椅子上对我哭诉："大夫，也不知道怎么的了，这段时间就感觉莫名其妙的烦躁，见谁都不顺眼、不顺心，就想说人家两句心里才舒服。我也知道这样不太好，可是控制不住自己。"

我笑了笑，和她解释："你别着急，最近天气炎热，再加上你月经刚停，体内激素分泌调节有些失常，容易出现燥热的现象。由于燥热在心中积蓄，阳气格外亢奋，阴气都被压抑得喘不过气来，内心烦躁不安就自然而然不能避免了。"

这种疾病既非器质上的病变，也非功能上的病变，在临床上很少用药物治疗，西医一般采用心理开导疗法多一些。祖国医学的优势就体现出来了，这时候用推拿按摩疗法是再合适不过的了。

我让她躺在诊疗床上，先用轻柔的拍法让她全身放松，等她全身肌肉不再紧绷，处于松弛状态的时候，就加上其他力度较重的推拿手法。我记得非常清楚，当时用指掐法按摩了三阴交穴，用拇指的指尖对准三阴交穴，垂直用力，重重向下按揉，让刺激充分到达肌肉组织的深层。

这时候这位患者小腿突然抽动了一下，说有一股酸、麻、胀、痛、热的感觉从下肢向上走窜。我连忙说："别害怕，要的就是这种感觉。"随后我又稍稍加大了力度，其强度应以患者朋友耐受为度，持续20秒后，逐渐松开，再用拇指的指腹轻揉三阴交穴的周围部位。如此反复操作，左右手交替进行，每次每侧穴按压5分钟左右。

按摩结束后，我嘱咐她回去坚持每天按摩2次，在家可以坐在椅子上，用长柄的按摩锤锤击三阴交穴，这样比较方便，可以免去弯腰的紧迫感和劳累。每次锤200下左右，最好睡前进行，因为夜晚睡眠的时候是人体阴气运行最旺盛的时候。

第五章

小儿推拿——为孩子一生健康护航

1

孩子体弱受寒，试试推三关

小儿的保健推拿按摩和成人是不一样的，因为小儿体质娇弱，很容易感受外邪而致病，所以北京儿童医院及各大医院儿科天天人满为患。随着年龄的增长，孩子体质会慢慢地强壮起来，这就是孩子小时候容易生病的原因。

在家中，父母可以学一些简单的推拿方法，给孩子按摩保健，增强孩子抵抗外邪的能力。用推拿按摩的办法可以省去喂孩子吃药的痛苦，又不用担心服药带来的不良反应，可以预防病毒的侵袭和滋生，达到有病治病、无病保健的目的。

这节内容就要和读者朋友们介绍小儿推拿中的第一个小儿特有的按摩方法——推三关。推三关的具体位置是在孩子小臂前侧，自腕横纹到肘横纹的一条直线，相当于阳池穴和曲池穴之间的连线。做法是用拇指或示、中两指自下向上推，每天给孩子推100～300遍，具有发汗降热的作用。

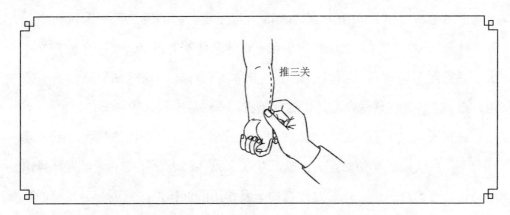

推三关

前面说了小儿体质娇弱，受寒邪侵袭容易出现发热的症状。冬天天气寒冷，夏天房间里有空调，有些家长不注意，特别是晚上睡觉的时候，很容易让孩子着凉。很多家长一看到孩子发热就先崩溃了，不敢等到第二天，立马送孩子去医院的急诊输液治疗。

暂且不说输液对孩子正气的损伤，孩子频繁生病对于家长来说就是一件非常烦人的事情。频繁地输抗生素，孩子体内的病菌也会产生一定的耐药性，长大后再输抗生素，疗效就没有那么好了。

其实，遇到小儿发热，当家长的不用太着急。发热是人体抵抗外邪的一种正常的反应。广大的读者朋友会发现，老人出现发热的概率非常低，那是因为老年人的抵抗力不足，出现正邪相争的机会较少。现代医学也有研究表明，发热有助于白细胞抵抗细菌毒素。

曾经有一位患者朋友到我这里就诊，他就是小时候每次发热的时候，母亲都带他去医院输液治疗，现在身体抗邪能力严重下降，稍微有点受凉等诱因就很容易发热，并且发热后病程缠绵，不容易痊愈。

一个年纪轻轻的大小伙子，夏天连空调都开不了，别人一开空调他就得穿上外套防止着凉，连女同事们都嘲笑他体质弱。如果他母亲在他小时候发热的时候能够知道推三关的方法的话，他现在就不会遭罪了。

在这节内容里我来给大家讲一讲小儿受寒引起的发热。中医认为小儿是"纯阳之体"，再加上现在的小孩子营养条件都非常好，鸡鸭鱼肉样样不少，并且经常喝饮料，所以小孩子本身体内就有热。这时候稍微吹一下空调、遭一下风就容易受寒发热，这就是我们中医经常说的受寒发热。

这在民间被老百姓形象地称为"寒包火"或者"寒包热"。对于"寒包火"，中医最主要的治疗方法就是让孩子发汗解表，让寒邪通过发汗排出来，使邪有出处，也可以通过汗液的蒸发作用降低体温，从而起到退热的作用。在推拿按摩学里，小儿的"推三关"就可以起到发汗解表的功效。

记得我在出门诊的时候碰过一对父母带着孩子来，他们两岁的孩子发热一周多了，吃了很多药也不见好，两个家长着急得不行。我一问情况，原来家长晚上贪凉，开着空调睡觉，空调对着孩子吹，一晚上下来，孩子第二天早上就发热了。我当时心里念叨着："这是典型的寒包火啊。"

我采取的治疗方法就是推三关。当时给孩子用上面我说的方法推了200次之后，孩子就稍微有点出汗了，额头上闪烁着小汗珠，用体温计一量体温，显示36.5℃。家长终于松了一口气，原本烦躁不安的孩子也在妈妈的怀里睡着了。

那对父母在感激我的同时，也讲了之前给孩子治发热的故事。他们说，之前孩子有一次大半夜出现高热的情况，家里常备了一些退热药，就给孩子吃了。但是家长都不是很懂，居然用大人的药量喂孩子吃。孩子的热依然没有退下来，他们就怀疑药效不够，又给孩子吃了别的退热药。结果，当天晚上，孩子体温是降下来了，但很快就出现脸色苍白、神志不清，迅速送往医院后，孩子竟然昏睡了许久。

我当时听了心惊胆战，真替这两口子的无知担忧了好一阵子。退热药哪能乱吃呢，成人体温不到38.5℃，我都不建议吃，更何况是小孩子。治疗小孩发热，原本就有"推三关"这样发汗解热、简单易行的办法，如果当父母的都知道的话，又怎么会发生上面这么危险的事呢。

2

清天河水，对症去火有奇效

在前面的章节中，我提到过小儿为纯阳体质，所以如果不注意小孩平时的饮食，多吃一些高蛋白、高热量、高糖分的饮食就容易引发胃热，这在中医上叫作"食积生内热"，俗称小儿上火了。小儿上火了就会出现一些类似牙龈肿痛、口舌生疮、便秘的症状，最常见的症状就是口臭，在临床上有些家长会反映孩子嘴巴臭得不得了。

现在的家长都比较溺爱孩子，孩子提的要求都会尽量满足，小孩子吃的都是最好的。有些孩子平时补充水分只喝饮料不喝白开水，饮料在中医里属于易导致痰湿的饮品，湿留体内易生湿热，所以饮料也是引发上火的诱因之一。

西医对于小儿上火没有什么太好的办法，而中医对于小儿上火有一套独特的见解和治疗手段，家长们可以跟我学清天河水。孩子上火的时候，用清天河水的方法清一清内火就可以了，对小儿上火的症状有很好的缓解作用。

天河水的位置，是手厥阴心包经接近手的一端，也就是小臂内侧，自腕横纹中点至肘横纹中点成一直线的地方，从劳宫穴一直到曲泽穴。从手部向肘部逆推心包经，既可泻肝经实火，又可补脾经之血。肝火得泻，心里自然清凉，脾经得补，胃火定会消失殆尽。

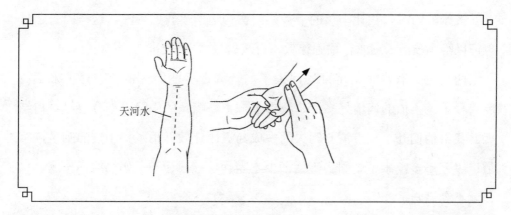

天河水

手厥阴心包经与手少阳三焦经互为表里。上、中、下三焦协调五脏六腑，调通水道、运化水谷，三焦畅通可增强小孩的机体抵抗力，所以清天河水具有清泻火热、提高小孩免疫功能的作用。

我曾经就收治过这样一位小朋友，他三岁多了，平时是爷爷奶奶在照看。因为是家里的三代单传，所以爷爷奶奶宠爱得不得了，对小孙子百依百顺。他们在过年前给小孙子买了一堆零食，小孙子也没有顾忌，哇哇地乱吃乱喝，然后到了正月十五以后就出现了嘴角干燥开裂，破溃经久不愈，抹了许多药膏都不见效。

爷爷奶奶也挺有生活经验，刚带小孙子进来的时候就说："大夫，孩子上火了，老是不好，你看看这嘴都烂成这样了。"我一检查，孩子舌苔黄腻，舌质肥厚，一派的热象，嘴角有很多的破溃口，流着淡黄色的血清。

这就是老百姓常说的"烂嘴角"，西医认为是人体缺少B族维生素导致的，中医统称为上火。这就是因为孩子平时饮食不注意，导致体内火热堆积，火邪无处发泄，就在口舌部位破口而出。

我采用的就是清天河水的办法，在手厥阴心包经接近手的一端，也就是小臂内侧，自腕横纹中点至肘横纹中点成一直线的地方，用示、中两指的指腹紧贴着小孩的皮肤向上直推，大约做了300遍，小孩手臂前出现了一道明显的红印子。刚开始时因为疼痛,他还不怎么配合,我用了一点滑石粉润滑,随着手臂出现温热感,他也停止了哭闹。

按摩的同时,我让小孩的爷爷奶奶在旁边学着我的手法,这样回去之后也可以给小孩清天河水,增强疗效,每天做1次,每次推300～500下。

两位老人有点半信半疑地回去了。一周之后他们又带着小孙子来了,高兴极了。小孩的病情好多了,我看了一下,嘴角的破溃大部分已经收口结痂。我给他们开了一点清心泻火的中成药巩固疗效,拍了拍小孩的脑袋,笑道:"差不多没事了。回去听话,少吃零食,继续让爷爷奶奶给你按摩,嘴角就不会烂开了。"

——— 3 ———
运太阳，可以治疗孩子惊风头痛

惊风是小孩常见的一类急性病证，会伴发抽搐、昏迷等症状。因为惊风发病时，小孩病情往往比较凶险，变化迅速，威胁小儿生命，家长会比较紧张。以前出急诊的时候，我经常可以碰见家长抱着惊风的孩子来看病。

前面说过小儿惊风是临床上比较凶险的一种疾病，所以本节介绍的推拿按摩方法只用来预防和在治疗后期巩固治疗时使用，切勿将推拿的方法当成是治疗小儿惊风的主要手段。当孩子出现惊风的症状时，一定要及时去医院寻求专业的治疗，以免耽误病情。

西医将小儿惊风的病因分为颅内感染、热性惊厥、颅内出血、先天性畸形等。中医称小儿惊风为"痉病"，认为小儿神气怯弱，元气未充，不耐意外刺激，主要病机是热、痰、惊、风的相互影响，互为因果，其主要病位在心肝两经。前面章节讲过小儿为纯阳体质，所以感受外邪易从热化，炼液为痰，痰盛发惊，惊盛生风，则发为急惊风。

无论中医还是西医，都认为是颅脑发生了病变导致惊风，所以治疗上都会从头部着手。人体头部两侧面有太阳穴，西医称为"翼点"，是颅骨最薄弱的地方，所以也是和颅内联系最紧密的地方。中医推拿中用 "运太阳" 的方法治疗小儿惊风，即用双手拇指推运太阳穴，向眼睛的方向推运为补，向耳朵的方向推运为泻。临床上小儿惊风以热性病变为主，治疗方法则以泻法多见。

我年轻的时候在医院值急诊夜班，就碰见过一例小儿惊风，至今都记忆犹新。那是凌晨2点多，我刚把手头的留观病人处理完，正准备休息，听见一阵刺耳的急救车的警笛声，心想："坏了，又有病人来了。"

从急救车上下来一对年轻父母，手里抱着3岁多的孩子，我一看孩子全身抽搐，口吐白沫，连续呼喊了几声都没有反应，已经出现昏迷的症状了。我先检查了瞳孔，然后用手一摸小孩额头，第一个感觉就是好烫。

孩子的母亲着急坏了，哭着让我救救她的孩子。我一边安慰她，一边让护士赶紧抽血化验，输上液。在询问病情时才知道，孩子因为吃坏了肚子，开始只有腹泻，拉了几次就睡了，家长也没在意。到了半夜的时候出现发热的症状，因为太晚了，家长也就给孩子喝了两包小儿清热颗粒，打算早上再来医院就诊，没想到半夜孩子就开始抽搐。

我让护士量了一下体温，一看都40℃了，赶紧开了一些退热药物，再加上让小孩头枕冰袋物理降温。因为这是体温升高引起的小儿惊风，所以只要去除诱因，让孩子体温降下来，惊风自然而然就消失了。

我一边责怪他们没有及时地治疗，一边说："以后对孩子得上点心，遇到问题得及时来医院，现在可以用一些推拿按摩的手法增强疗效，回家之后也可以给孩子按摩保健。"我让护士去中药房取了一小节羚羊角，用工具碾碎了一点让孩子服下之后，手把手教孩子的母亲找到太阳穴。太阳穴位于耳郭前面，前额两侧，外眼角延长线的上方。然后用双手拇指朝着小孩耳根的方向推按太阳穴。如果家里有羚羊角，用羚羊角的钝头按摩，效果更佳。

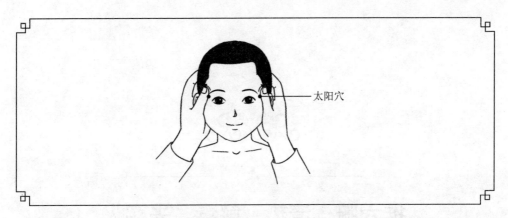

太阳穴

经过一个多小时的治疗，小孩终于不抽搐，开始叫爸爸妈妈了。他母亲也松了一口气，开心地谢谢我。我让他们回去之后按医嘱服药，也要坚持给孩子做"运太阳"的保健按摩，这样不仅能增强疗效，也可以起到预防惊风的作用。

推六腑，清热、解毒、去实火

前面的章节中提到过用推三关治疗寒包火，这节内容要讲的推六腑是和推三关相对应的，推六腑能够清热退热去实火。

实火和寒包火是有本质区别的。寒包火是由于寒邪外侵，郁遏阳气，阳气在体内熏蒸不得外出而表现出一派的热象，在临床治疗多以发汗解表为主。而实火是由于患者本身多壮实，体内蓄积强大的热量，机体抵抗力强，受外邪侵袭时，正气与邪气激烈交争出现的防御性反应，在临床上治疗多以清热、泻火、解毒为主。

推六腑是指在小孩的前臂内侧靠小指那一直线，用拇指或者示指和中指并拢从肘部推向腕部，正好和推三关相对应。因为推六腑主要是为了清热、泻火、解毒，所以用羚羊角或者牛角梳代替手指，可以起到更好的作用。

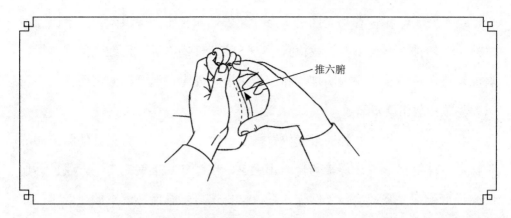

推六腑

以前住平房的时候，街坊邻居都离得很近，谁家孩子有个头疼脑热都会知道，再加上我是大夫，所以每天上班的时候看病，下班回到家还是看病，街坊邻居都来找我。

有一次邻居家的孩子发热了让我去看看，我一看孩子背上长了一个大脓包，周围红红的，一摸就痛。原来孩子上周去郊区采摘了，回来之后背上就痒，长了好几个红疙瘩。开始家长以为是蚊子咬的，所以就没在意，用了一些膏药抹抹。到了这周，红包越来越大，中间的部位还有些发黑的情况，手一碰就疼，家里剩有一支拔毒膏就抹了一些。我一看他们自己用的拔毒膏，都过期2年了。

这个孩子平时体质非常好，身体很棒，个头比一般同龄的孩子高了一大截。去郊区野外感染了外邪，在背部长了一些红疙瘩，其实刚开始用一些清热解毒的药膏就没事了。没想到孩子家长大意，用了过期的药膏，引发患部更加恶化，现在都发展为脓肿了，再加上孩子机体抵抗力比较强，所以就发热了。

我用手轻轻地摸了摸孩子脓肿的部位，比较坚硬，周围红肿的部位也比较高耸，就让他家长去药店买了一些清热解毒的药膏，然后叫他们用推六腑的方法给孩子按摩。我手把手地教他们，回家拿了把牛角梳，在孩子前臂尺侧用牛角梳从肘部刮到腕部，连续操作了300下，以皮肤出现红润的肤色为宜。然后我交代他的父母，每天给孩子做2次。

　　过了两天，我带着一次性手术刀片又去他家看了一眼孩子。孩子已经不发热了，精神状态还可以。我检查了一下他背部的脓肿，已经成黑紫色了，表面还有白色的脓头，说明推六腑起作用了，外毒已经全部倾泻而出，现在只要将脓液放出就没事了。

　　我用手术刀片在脓肿的最高位置做了一个十字切口，将里面的脓液清洗干净后，抹上了一些红霉素药膏防止感染，用纱布贴上就完事了。我告诉他的父母每天都要坚持给孩子做推六腑，这样可以增强清热解毒的疗效，使脓肿的伤口恢复得更快。

　　又过了一周的时间，我下班刚走进家门，就看见邻居带着孩子来感谢我，说谢谢我的治疗，孩子现在痊愈了，我教的推拿方法非常实用，以后一定继续坚持给孩子按摩。

止小儿呃逆，试试清胃经、推板门

孩子小时候经常会出现呃逆吐奶的现象，是因为小儿消化系统没有发育完全，再加上父母护理不当，喝了生冷奶水或着凉受风，都会导致脾胃功能减弱、气机升降失常，使胃气上逆动膈而诱发打嗝。

这节我教给大家一个比较有效的办法来治疗呃逆。两三岁的孩子因为能有自主的意识，能够正常地遵从医嘱，所以可以用此法治疗，此法对大人亦有疗效。

由于呃逆是各种原因诱发膈肌痉挛导致的，所以我们利用物理的方法人为地增加腹压，抑制膈肌痉挛即可。原理和治疗腿脚抽筋是一样的，足球场上当运动员脚抽筋的时候，可以看见别的队员帮助抽筋者用力向背侧按压脚掌。

这个方法就是先让小孩深吸一口气憋住，大概10秒钟后，喝一大口水含在嘴里先别咽，然后弯腰鞠躬，尽量让头部靠近膝盖，将水咽下，反复几次，就可以发现呃逆的症状神奇地消失了。

此法对于呃逆有良好的疗效，但是由于有些孩子年纪较小，没有自主的意识，不能够配合，所以就需要我们大人的帮助来治疗。我继续给读者朋友们介绍一种治疗呃逆的方法——清胃经、推板门。

胃经在小儿拇指的掌面近掌端第1节，操作时用拇指指腹向指根方向直推为清，称清胃经。板门穴位于小儿手掌大鱼际处，操作时左手握住小儿的手指，用右手拇指蘸滑石粉，由腕横纹推向拇指指根，称为推板门，对于小儿呃逆有良好疗效。

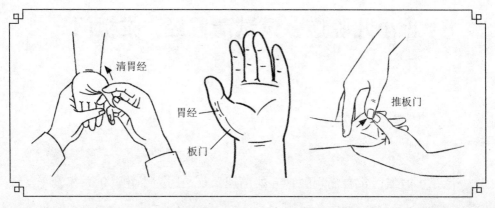

记得我最近一次用清胃经、推板门的方法治疗小儿呃逆是在半年前。我们科的同事生完宝宝后3个月请大家吃饭，那天晚上她抱着宝宝来和大家见见面，可能是为了招呼我们，所以对孩子没在意，房间里空调也开得很凉，宝宝突然就出现了呃逆的症状，不停地打嗝，还往外吐奶。孩子不舒服就哇哇哭，打嗝的时候哭声还一顿一顿的。

我们看见了也挺着急的，大家都没法安心吃饭了。同事还挺不好意思的，说好不容易请大家吃顿饭，还出现这种状况。我看见了，让她先把房间里的空调关了，然后捏着孩子小手，将手掌打开，用拇指顺着腕横纹推向拇指指根，频率不要太快，每次要有力度，每一下都要推到位并且坚实有力，推了大概500下，孩子突然打了2个喷嚏，就停止了打嗝。

我让同事回家之后一定要注意宝宝的保暖，千万不要再次受凉。可以用纱帐做个帘子挡在宝宝的面前，这样凉气不易从口鼻而入。喂奶时最好用母乳，如果用奶粉冲泡喂养，一定要注意温度，切忌生冷喂养。每天也可以用我刚才清胃经、推板门的方法给孩子做1次，增强疗效的同时，也可以预防保健，防止宝宝再次出现呃逆的症状。

之后同事经常介绍一些家长带孩子来找我看病，她说上次我教她的清胃经、推板门的方法特别管用，宝宝之后再也没有出现过呃逆的症状，也不吐奶了。

6

运内八卦，解决咳嗽、痰喘、胃口差

　　小孩生病最多的是两大系统的疾病，一是呼吸系统，二是消化系统，宝宝平时得的一些小毛病基本上都和这两个系统有关系。小儿身上有一个神奇的穴位，对治疗这两大系统的疾病都有很好的疗效，它有个很具有道家特色的名字——内八卦。

　　说到内八卦，不得不提的就是《易经》中的八卦。我在就读硕士学位时，教医古文的老师就详细地从易经的角度给我们讲解了内八卦，至今印象深刻。记得老师说内八卦是古代医者运用八卦的运行和养生之道结合起来的产物，与天地四时相对应，运用得当可以起到良好的治疗效果。

　　内八卦位于手掌面，以掌心(劳宫穴)为圆心，以圆心至中指根横纹内2/3和外1/3交界点为半径，画一圆，八卦穴即在此圆上，分为乾宫、坎宫、艮宫、震宫、巽宫、离宫、坤宫、兑宫等八宫。

116

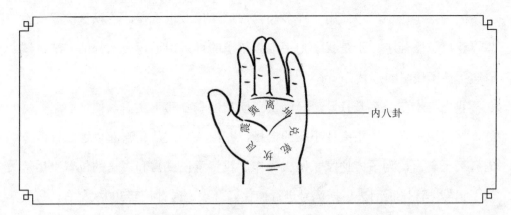

——内八卦

运内八卦时，需要对八卦的原理掌握清楚，才能在临床上施治时，面对不同的病症做到临时变通，达到该有的疗效。因为其中原理过于复杂，一两节内容很难说清楚，在此就不一一介绍了。这节内容主要给广大的读者朋友介绍两种简单易行的操作方法，方便大家在家进行推拿。

运内八卦分为顺运和逆运。简单地说，顺运就是以顺时针的方向进行按摩，逆运就是以逆时针的方向进行按摩。操作时用示指和中指夹住小儿的拇指，然后施术者用拇指的指腹自乾宫起向坎宫施运至兑宫，周而复始地旋转，叫作顺运内八卦；从艮宫起向坎宫施运至震宫，周而复始地旋转，称为逆运内八卦。顺运内八卦和逆运内八卦在临床的治疗功效不一样，需要根据病证灵活运用。

因为上学期间碰见了好老师，我对于运内八卦的治疗方法理解得比较透彻，所以在临床上运用起来也得心应手。上个月我还收治了一位小儿病患，他是妈妈带着来的，刚来的时候，老远就听见孩子在不停地咳嗽。他咳嗽的声音和别的孩子咳嗽的不一样，声音比较沉，就像从肺部向外涌出的，呼吸的时候还带有呼啦呼啦的痰喘声。

他的母亲说孩子每天早上起来都会吐一大口浓痰，整天咳嗽不停。去不少地方看过了，忽好忽坏，都不敢带孩子出去玩，一出去病情就加重。我先用听诊器听了一下孩子的肺部，就听见音调很沉的痰鸣，呼吸音也变粗了许多，然后看了下舌头，布满了厚厚的一层黄腻苔，还有裂纹。

因为孩子还小，之前用了许多药物治疗，疗效也不佳，所以这次我就不想再让孩子服药了。于是我手把手地教孩子的母亲用逆运内八卦的方法，试着缓解孩子痰喘的症状。

我先将小孩的手掌打开，轻轻快速地拍击掌心50下左右，使掌心略微泛红，然后用示指和中指夹住小孩的拇指，在内八卦穴从艮宫起以逆时针的方向旋运至震宫，为了方便家长回去操作，我特意在艮宫和震宫的位置上用笔做了记号，让家长回去根据记号进行操作。每次逆时针旋转300次左右，每天操作2次，早上和睡前各1次，有理气宽胸、顺气化痰、调和五脏的功效。

过了2周，妈妈带着孩子来我这儿复诊。我用听诊器听了一下小孩肺部，可以感觉明显的好转，呼吸音也变清爽了，痰鸣音基本消失了。我一问病情，孩子症状已经好得差不多了，特别是痰少多了，早上起来的浓痰也消失了，就是还有一些咳嗽。我让家长继续用我教的方法推运内八卦，巩固治疗效果。孩子的母亲说："为了孩子的健康，保证一定坚持。"

让孩子不便秘，温热双手揉摩肚脐

前段时间我在刷微信朋友圈的时候，突然看见年轻的同事发了一条信息："五天了，闺女终于拉出黄灿灿的屁屁了，我和她爹喜极而泣。"下面还配了一张她闺女满月时的艺术照。我心想这不就是小儿便秘吗？

现在父母由于工作繁忙，特别是在大城市，每天大部分时间都花在工作上了，所以带孩子的时候很难给孩子养成定时排便的习惯，基本上是有就去厕所，没有就算了。孩子小时候肯定不懂事，对于排便没有什么概念，并且又非常贪玩，经常有便意也会憋着，一定要到实在憋不住了才会去厕所。

粪便在肠道内堆积，水分被吸收，变得越来越硬，难以排出，小孩排便时不但困难，还会出现不适感，所以就形成恶性循环，更加不愿意排便。久而久之，就形成了小儿便秘。

治疗小孩便秘，由于小儿肠道还在发育阶段，如果用一些泻药或者润滑剂很容易就使肠道菌群紊乱，最后得不偿失。在临床上，我一般建议家长多让孩子喝水，多吃火龙果、香蕉之类有助于排便的水果，然后配上推拿按摩手法治疗，可以改善孩子便秘的症状。

前段时间我就收治了一个便秘的小孩子，他已经6岁了，正在上学前班。有一次上课的时候，他觉得肚子痛，想去上厕所，就举手示意。因为这孩子平时比较淘气，老是在班里捣蛋，老师看见了，一问原因，以为孩子在撒谎骗人，所以就严厉地训了孩子一顿，孩子也就不敢去上厕所了。

家长开始还没注意，后来孩子连续一周都没去蹲坑，才觉得有问题，带孩子来医院就诊。开始去了好几家医院，大夫都开了润滑剂或者小儿用的泻药，家长总觉得这么小的孩子就灌肠非常不好，于是几经周折来我们医院找到我看病。

我一摸孩子的肚子，鼓鼓的，做了个腹部检查，全是硬疙瘩，说明粪便在肠道里已秘结成干燥的粪块。我一边宽慰家长不要着急，一边让孩子平躺在诊疗床上。小孩便秘一方面是粪便硬结难以排出，一方面是肠蠕动缓慢引起的，中医认为是大肠气机失调，传导失司，所以治疗上应该以调节大肠气机为主，使气机通畅，粪便就会自行排出。

我先双手互相摩擦至有温热感，然后将双手放在孩子的肚子上，覆盖肚脐，因为我手掌较大，所以双手基本上将孩子的肚子整个盖住了。当双手的温热感消失时，继续互相摩擦，这样反复操作10次左右，让孩子的腹部有温暖的感觉。

接下来，我单手四指并拢，手背微微隆起，紧贴小孩腹部皮肤，在靠近肚脐的周围做顺时针的回旋运动。操作时会感觉到有股温热的气息在掌心，顺着手掌运动的方向流动。循环操作200个来回，每天操作2次，在定时排便之前做1次，然后让孩子去厕所排便，无论排出与否都要让孩子去，这样一方面可以养成孩子良好的排便习惯，另一方面也可以加快治疗的速度。

　　过了两天，家长又带着这个孩子来找我复诊。孩子终于排便了，第一天拉出来的全是硬硬的屎球，就和羊粪蛋一样，今天早上才出现了软的成形粪便。孩子的父母再三感谢我，说没吃药也把宝宝的疾病治好了。我又继续给孩子做了一次双手揉摩肚脐以增强疗效，并且让他们回去之后要注意孩子排便习惯的养成，之后他们便心满意足地回去了。

8

要想小儿不遗尿，试试推七节骨

小儿遗尿就是读者朋友们熟知的尿床。有些家长对孩子尿床一点儿都不在意，认为是孩子正常的生理条件反射，孩子尿床了也就教育一番、教训一下，但是孩子下次该尿还继续尿。

其实小儿遗尿也是一种疾病。在3岁之前，因为孩子的神经系统发育不够完全，处于无意识的状态，排尿的条件反射弧还没有建立，所以出现尿床现象不用担心。3岁之后，孩子还频繁地出现尿床现象就不正常了，还会影响孩子心理的健康发育，会让孩子产生自卑的感觉，在临床上一定要尽早尽快地治疗。

家长朋友们千万不能认为尿床无所谓，孩子大一些就会好了。虽然孩子遗尿随着年龄的增长会消失，但是会给孩子的心灵留下不可磨灭的创伤。

对于孩子遗尿没有什么特效的药物治疗。中医一般认为是由于先天的禀赋不足，或者后天失养，或者受到惊吓导致的。除了一般的中药治疗之外，还可以试试推拿按摩来改善遗尿的症状，这一招就是深推七节骨。

七节骨位于第4腰椎至尾椎骨末端，成一直线。为什么叫七节骨呢？记得我就读研究生时，解剖老师给我们讲解过，腰椎共有5节，骶椎有5节，尾骨有1段，所以第5腰椎、5节骶椎加上1段尾骨共有7段，中医里形象地称为"七节骨"。

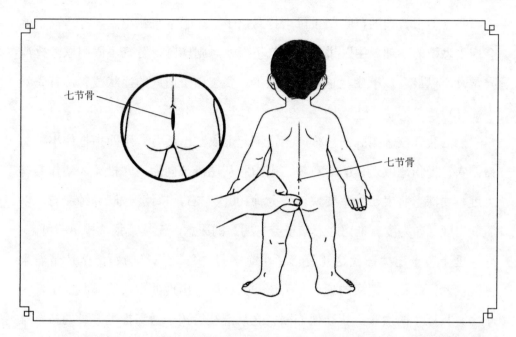

七节骨不但以命门为起止点，并且在深部椎孔中有调节排尿的神经穿行，所以深推七节骨在保护命门、固本的同时，能固摄肾气、控制尿液的排出，对小儿遗尿有一定的疗效。

记得去年有一位遗尿的患儿，她的家长给我留下了深刻的印象。她们是外地来的，母亲在公司里上班，一看就是一位非常干练的职场女性。刚来的时候，在门口就听见孩子的哭闹声，母亲显得非常急躁，大声呵斥着孩子，爷爷奶奶在旁边护着。

原来孩子三天两头地尿床，每次都尿一点，然后就惊醒了。孩子怕被妈妈打骂，就不敢告诉家长。第二天家长一整理孩子的被褥，发现孩子尿床了，再加上这位母亲脾气暴躁，对孩子是又打又骂。爷爷奶奶看见了心疼极了，就带着孩子来我这儿就诊。

我一看孩子也不小了，都3岁多了，问了一下之前是否出现过相同的情况。他们说之前也有过这样的情况，但是不严重。那时大家都认为孩子太小出现遗尿的症状也很正常，现在孩子也长大了，症状却越来越重，尿床越来越频繁了。

我立即用教训的口吻制止母亲打骂孩子。孩子本来就小，一打骂孩子就会产生恐惧的心理。中医讲"恐则气下"，恐则伤肾，肾气不固则尿液排泄异常，所以最近孩子症状越来越严重了。要想孩子遗尿的症状改善，首先就不能打骂。

然后我让孩子俯卧在诊疗床上，撩起上衣露出后背，用四指抵住小孩的命门穴，拇指蘸取适量的滑石粉，用指腹从尾骶部向命门穴推动，动作要有力度，要深透肌表，频率要快，每分钟100次左右，持续深推5分钟左右，以肌肤出现红印为度。推完之后孩子会有明显的尿意，无须紧张，排出即可。

这个孩子连续在我这儿复诊了半个多月，每天爷爷奶奶都坚持带着来做一次治疗。孩子遗尿的症状一天比一天好转，出现的次数明显减少了，半个多月只尿了两次床。我让他们回去之后继续给孩子做深推七节骨的按摩推拿，巩固疗效。一个多月之后，母亲带着孩子最后一次来复诊，说孩子遗尿的症状完全好了，之前她打骂孩子，现在想起来都有些内疚，并且送给我一面锦旗，感谢我的治疗。

9

孩子上火脾气大，家长可以推肝经

有些孩子脾气非常大，平时稍微有点不顺心的事情就开始胡闹，又是在地上打滚，又是大声哭闹。家长们一般都会认为孩子比较淘气，管管就好了，殊不知这是小儿的一种病理状态。

中医讲肝在情志主怒，孩子经常发火闹腾一般会认为是肝经失调。肝主疏泄，喜条达、恶抑郁，所以经常推肝经可以疏通经脉，使肝疏泄有常则能平肝泻火、解郁除烦，对小孩上火脾气大有很好的疗效。

小儿肝经位于示指末节螺纹面。推肝经有两种手法，一种是补法，顺着示指螺纹方向旋转按摩；另一种是清法，从示指第一关节处向指端直推。在临床上要加以区分运用。这节内容主要介绍清法，因为脾气大主要是肝火旺盛引起的，所以用清法，能够平肝泻火。

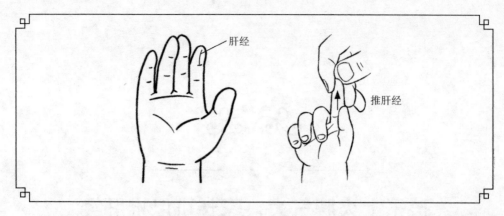

我小外甥在家非常淘气，成天在外面惹是生非，完全是一个"混世小魔王"，家里人对他一点办法都没有，一天不打就有别的家长找上门。爷爷奶奶也对他没有办法，只能百依百顺地惯着。

记得有一次小外甥还很小的时候到我家来玩，我早就对他有所耳闻，所以就把电视开到儿童频道放动画片，希望他能乖乖地看电视，我就出去买菜做饭了。我拎着菜篮子还没走出家门，就听见小外甥的哭闹声，原来他把茶几上放的茶具给打碎了，他爸妈不好意思，就要教训他，他一屁股坐在地上号啕大哭，还说要和爸妈断绝关系。

我一听这还了得，赶紧帮着教育小外甥，但是一点都不管用。妹妹和妹夫没有办法，连饭都没吃就带着孩子回去了。我打电话询问了一下，原来小外甥三天两头就闹，有点不正常了。

第二天，我主动到妹妹家里，给小外甥仔细检查了一番。小外甥舌苔滑腻，舌系带两侧有两条明显的青筋凸起，双眼巩膜上有红红的血丝，一摸手心有些发烫，还感觉湿漉漉的。"这不正是典型的肝火旺盛吗？"我心里默默地念叨。

我手把手教妹妹清肝经的按摩推拿方法，让孩子手掌心朝上，五指呈自然状态打开，用示指和中指夹住孩子示指的第一节关节处，用拇指指腹从孩子关节处向指端按压划动，频率可以稍微快一点，平均每分钟100次左右，按压推动5分钟后换侧进行。每天坚持2次，特别是清晨时分一定要做1次，因为清晨是肝木生发的时刻，此刻按摩的疗效最佳。

妹夫听了之后欣喜万分，说一定坚持给孩子做清肝经的按摩推拿。他还以为孩子这么闹腾是他平时疏于管教引起的，没想到这是一种病态。我说："不用过于自责，但是适度的管教也是必要的，再加上清肝经的按摩手法能够清肝泻火，对小外甥的暴脾气应该有改善作用。"

过了两个多月，妹妹和妹夫又带小外甥来我家玩。这回小外甥和之前判若两人，安安静静地坐在沙发上看动画片，也不闹腾了。看到这情形，我都震惊了，妹夫走过来笑道："多亏了你教的按摩手法，那次回去后我们每天都给他按摩2次，一个多月就有明显变化，孩子比以前听话多了。"我也和他打趣道："这混世小魔王变成安静的美男子啦！"听到这儿，全家人都发出了爽朗的笑声。

10

掐外劳宫，缓解孩子腹痛泄泻

　　前面的章节讲了很多治疗小儿食积腹胀、消化不良的方法，这节内容给读者朋友们介绍一下消化系统的另外一种病症——腹痛泄泻。

　　小儿出现腹痛泄泻的概率不是很高，因为小儿系纯阳体质，受寒的程度不会很深，并且有家长无微不至的照顾，在外胡吃海喝的机会基本没有，所以就很难吃坏东西导致腹泻，大多数都是因为饮食不知道节制，通俗点讲都是吃撑着了。

　　之前的章节介绍过劳宫穴，而这节要讲的外劳宫就是和劳宫穴相对应，前者位于手背，后者位于手心。早在《小儿推拿方脉活婴秘旨全书》中对于外劳宫治疗腹痛泄泻就有记载："外劳宫，在指下，正对掌心是穴。治粪白不变，五谷不消，肚腹泄泻。"

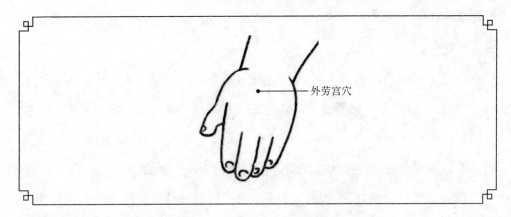

外劳宫穴

我一直认为，小朋友得了泄泻，可以多按摩外劳宫穴，必要时还可以配合其他穴位，不要单纯吃药。因为小孩子肠胃本就娇嫩，现在又受到了损伤，就算吃了药也不容易吸收，还会进一步增加肠胃的消化负担。

此时穴位推拿对小儿是再适合不过了。与成年人相比，孩子的穴位敏感度要高很多，而且也更加好找，借助孩子的纯阳之气，按摩穴位可以达到事半功倍的效果。引起泄泻病的原因有很多，大部分是由于饮食不干净，还有一部分是因为先天肠胃虚弱，此外情绪不佳也有可能牵连肠胃。

前不久，我刚收治了一位3岁左右的小朋友。因为夏天天气炎热，所以西瓜就放在冰箱里储存，平时都是将西瓜从冰箱里拿出来切好，等西瓜不那么凉了才让孩子吃。当晚家长一下子没注意，孩子又馋，直接把刚从冰箱里拿出来的西瓜给吃了。4℃的温度，大人吃了都觉得受不了，更何况是孩子。当天晚上睡觉的时候，孩子就开始哭闹，肚子疼得厉害，还老往厕所跑。

我问了一下病情，孩子昨晚去了三四趟厕所，拉出来的都是黄色稀水样粪便，每次都伴随腹痛的症状。我首先给孩子开了两盒补液盐，让家长冲了两包让孩子喝下。昨晚损失了这么多水分，孩子身体受不了，可以先补充一些。

然后我在小孩手背侧，第2、3掌骨之间，掌指关节后0.5寸找到外劳宫。先用手轻轻地拍打手背，可以看见手背的静脉会浮现出来。这时候用双手揉搓孩子的小手，当小手出现红润、微微发烫时就可以用拇指指腹对外劳宫进行按压。

按压时指腹快速地上下按动，逐渐加大力度，直至有明显酸、麻、胀的感觉出现，坚持5秒钟后松开手，休息3～5秒，继续按揉，如此反复操作。按压的同时让孩子配合你，当向内揉搓时，手掌轻轻松开，向外揉搓时，手掌缓慢地握紧成拳头，连做10次左右，每日坚持两三个回合。

我让家长带小朋友回去后，继续冲服补液盐来补充身体所需的电解质，然后每天都要按照我的方法给孩子按摩外劳宫，这样不仅能祛痛止泻，而且对孩子消化功能的恢复有很好的作用。

过了3天，孩子的家长又带孩子来复诊。孩子已经完全好了，排便也恢复了正常，就是人还有点虚弱。我说："可不是嘛，拉了一晚上，人体的内环境都紊乱了，电解质也失去了平衡，孩子当然就感觉浑身没力气了。再给你开点补液盐，回家继续冲服。这几天别吃油腻的东西，吃点清淡的就行。别忘了继续给孩子按摩推拿。"孩子的家长再三感谢我，最后满意地走了。

第六章

男人推拿——对抗疲劳精力强

头发稀疏脱发，常梳头按摩百会可增发

我们经常可以看见周围的男性亲戚朋友有脱发的现象，严重的甚至不到30岁头发就掉得差不多了。因为脱发造成头顶坑坑洼洼的，很影响形象，所以脱发者一般会剃成光头，或者把头发留长盖住脱发的部位。

脱发的患者朋友一般都有家族遗传史，现代医学研究表明，脱发和体内的雄激素分泌过于旺盛有关，所以女性朋友很少出现秃头的情况。在西医里有个药物专门治疗脱发，商品名叫作生发灵，主要的原理就是抵抗雄激素的分泌作用，学名叫作非那雄胺。有些老年朋友对非那雄胺非常熟悉，会提出疑问："这不是治疗前列腺增生的药物吗？"

我的回答是肯定的，两者的药物成分完全相同，就是商品名不同。一个用来治疗脱发叫作生发灵，另一个用来治疗前列腺增生叫作保列治。但是药物有效成分的剂量不一样，前者的规格是后者的一半，但是价钱前者要比后者贵一倍。

中医一般认为脱发和人体的肾气虚衰有关系，因为"发为血之余"，所以年老肾气虚，肝血不足，则出现头发苍白，易于脱落。常常梳头可以促进头部血液循环，调动气血运行，气血充足则头发茂密色黑而有光泽。

现代医疗技术日新月异，但是目前还没有一种治疗手段对脱发有确切的疗效，都是以缓解为主。西医抗雄激素类药物治疗虽然有一定的疗效，但是不良反应很明显，我在临床上很少给40岁以下的患者朋友使用，因为药物对人体的性功能有一定的影响，为了治疗脱发，造成勃起功能障碍反而得不偿失。

美容手术疗法也是现代临床上开展比较多的，我们医院这几年就开展了好多例，原理就是从存活的毛囊孔里分出正常生长的头发（带根的），然后种植在脱发的地方。这种手术非常昂贵，毛发的存活率也不是很高。

现在脱发越来越趋于年轻化，有些二十多岁的小伙子就深受其扰。前段时间我就收治了一位脱发的年轻人，他是清华大学金融管理专业的研究生，现在在国贸实习。因为公司规定上班需要穿正装，所以他每天起来第一件事就是在宿舍冲个冷水头，把蓬乱的头发理顺了，然后再去公司上班。

他最近发现头发掉得厉害，头顶上稀稀疏疏的。现在他都不敢去理发了，稍微剃得短一些，头皮就露出来，显得特别难看。我和他普及了一番脱发的医学知识，并没有给他开药物，只是教给他梳头按摩的技巧。

梳头时可以选用木质的或者角质的梳子，千万不要选用塑料的梳子，因为塑料很容易起静电。并且选用梳子的齿间距要大一些，最好是钝头的，这样受力面积大，不易对头皮造成损伤。每次梳头的时候，用梳子顺着头发生长的方向轻轻地梳，梳子的方向和头皮成30°角。一般情况下，我们头部前面的头发都是朝着前面生长的，所以要向前梳。有些人喜欢反着梳，其实反着梳会损伤头发角质层。

梳完头发之后，可以用梳子的柄端按摩头顶的百会穴。百会穴位于头顶的正中线和两耳尖连线的交点处，也就是在头顶的正中心。随着呼吸的律动，用梳子的柄端缓慢地按揉，频率要缓、要慢，按压时会感觉到有股气流从头往下慢慢沉淀，然后又慢慢地随着呼吸排出体外。大概按摩10分钟，就会感觉头部非常放松、非常爽朗。

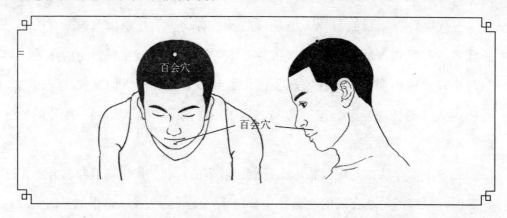

小伙子听完我的教导就回去了。过了2个多月，这个小伙子因为咳嗽又来医院找我看病，我当时都没认出他来，他一说我就想起来了。我发现他现在头发浓密多了。他说我教他梳头按摩百会穴的方法挺管用的，现在他们公司好多人都这样按摩推拿预防脱发。

2

赶走"将军肚"和"游泳圈"，试试拍打带脉

　　在上学的时候，很多男性同胞都没有"将军肚"和"游泳圈"的烦恼，但毕业离开学校，工作两三年，体形就开始发胖，身体就开始发福，特别是肚子，越来越大。有些男性同胞的肚子都和怀胎六七个月似的。

　　其实"将军肚"和"游泳圈"的出现主要和生活节奏、饮食习惯、思想负担有关系。原来有些男生在学校时生活比较悠闲，再加上没什么负担，也有时间运动，生活还是挺健康的。

　　毕业工作了，男同胞们要养家糊口啊，每天应酬多，为了生计而四处奔波，晚上回到家里倒头就睡，根本没时间运动。不出半年时间，身体就开始发福，别的地方还不明显，就肚子那块儿，自己会明显感觉到腰带扣越系越紧。

　　出现这种情况，除了要管好自己的嘴、少吃肥甘厚腻食物、少喝酒、多运动之外，我们还有没有其他的方法控制体形呢？我在这节内容里将教给读者朋友们一个简单易行的推拿按摩方法——拍打带脉。

　　带脉就是人体平腰脐一周，相当于人系腰带的位置。我们腰腹部位的赘肉其实就和带脉密切相关。为什么上学的时候没出现"将军肚"和"游泳圈"呢？因为那时我们经常站起来活动，坐着的时候少。

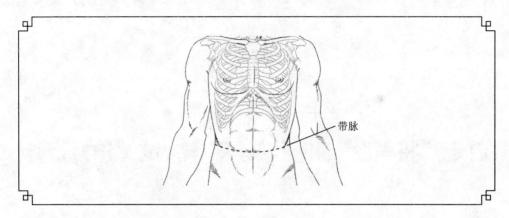

带脉

　　而上班的时候，我们经常一整天坐在椅子上，除了上厕所需要站起来，其他时候大部分时间都是蜷缩着肚子，所以就会造成带脉气血的瘀滞。腰腹部脂肪堆积消耗减少、排泄不畅，就出现了"将军肚"和"游泳圈"，所以拍打带脉，使带脉气血运行通畅，对腰部减肥有很好的疗效。

　　男性朋友一般不会专门为了"将军肚"和"游泳圈"去医院就诊，会认为这是正常的生理现象，也没有女性朋友那么爱美，所以在临床上很少看见我运用拍打带脉的方法治疗患者。

　　记得最近一次和别人介绍拍打带脉是在研究生同学聚会上。因为上学时，同学们都来自五湖四海，见一次面很不容易，这次聚会同学们差不多都来了。好久没见，我觉得大家变化还是挺大的，特别是体形，好多同学都开始发福了，特别是搞外科的同学。

　　大家都非常惊讶我为什么还能保持得这么好，没怎么发胖，都打趣道："可以啊，学推拿的就是会保养啊。"我连忙开玩笑："是你们生活条件太好，我过得比较清苦啊。"

　　我的舍友是外科专业的，和我关系比较好，毕业就回老家工作了，这次见面都快认不出他来了，肚子真的和怀胎十月一样，一点儿都不夸张。

　　他表示对此比较烦恼，我就教他平时空闲的时候可以拍打带脉来减"将军肚"和"游泳圈"。首先将我们的腰带解下，然后用双手在腰部周围一圈顺着带脉循行拍打，动作要柔和，力度要适中，以出现清脆的"啪啪"响声为宜，拍打300～500下，带脉周围一圈会红润。

然后找到我们腰部两侧的带脉穴，以肚脐为中心画一横线，以腋下为起点画一条竖线，两条线交点就是带脉穴。双手握拳，同时捶打带脉穴，捶打200下左右，会感觉腰腹部有灼热感。每天都可以坚持做数次，最好夜晚睡觉前可以拍打1次，效果更加明显。

——3——
早泄，温补命门穴可养生殖之精

现在医疗广告铺天盖地，再加上网上一些幼稚的健康知识文章在朋友圈里泛滥，给老百姓造成很多困扰。现在我就和男性同胞们说说早泄的那些事儿。

老百姓其实对早泄存在很大的误解，只要在性生活上稍微出现一点状况就会往这方面联想，觉得自己不行了，需要补补。早泄这个疾病在世界范围内都没有明确的定义，在临床上也很难有一个明确的诊断标准，因为这个症状只能根据患者自己的描述推测，从外在条件上很难进行判断。

于是在世界范围内就出现了很多种判定的方法，有拿时间来界定的，分为半小时、10分钟、5分钟、3分钟等；有拿在阴道内抽插的次数来界定的；更有甚者是用女方的感觉来界定的——只要不能让女方满意，统统算早泄。

从早泄的判定方法就可以看出，这些都十分模棱两可，全都因人而异。就拿女方的感觉来算吧，不同的女人敏感程度不一样，有可能换个伴侣就不早泄了，所以，大部分早泄患者都是庸人自扰，是心理在作怪。

因为不好界定，我就说一下我在临床上的看法吧。仁者见仁，智者见智。一般比较年轻的小伙子来看这个疾病，我都会询问性生活的情况。有些小伙子（学生年纪）根本没有性生活，就是觉得自己手淫的时候射得比较快，就觉得自己早泄；有些小伙子交了女朋友，但是性生活并不稳定，两三个月才有一次，性生活的时间比较短，就有心理压力。

这两类情况我都会耐心地劝导他们，不用太担心，因为早泄的标准是以性生活来界定的，和手淫没有太大关系，等以后有了性生活再说，先不用管它；另外一类，就是性生活不稳定，大多数人都有这样的体会，长时间不刺激，突然来一次刺激，当然射得会快一些，一般第二次性生活会比第一次射得慢许多，这是普遍现象。这两种情况的治疗可以进行心理性的辅导，我一般是不给予治疗的。

对于临床有意义的早泄患者，我出门诊的时候一般是这么判断的：在性生活、性伴侣稳定（一周2~3次）的状态下，一般5分钟以下，或者还没插入阴道就射精的，我都会诊断为早泄。

我曾经收治过一位早泄的患者朋友，他也就30岁，是位程序员，以前工作繁忙，所以才刚刚结婚。他就是前面我们说的明显早泄，插入阴道1分钟不到就射精了。早泄这个病对于男性患者朋友都难以启齿，所以这次是他媳妇逼迫他来看病的。

这么年轻，刚结婚没多久就出现这种问题，他也比较着急，于是我宽慰他："刚开始过性生活，可能双方配合也不默契，受的刺激也比较大，射精快一些也是可以理解的，不用过于紧张。"

然后我让他最近几次性生活可以戴上安全套，因为戴上安全套进行性生活可以降低敏感度，延长性生活的时间。

在中医方面，一般认为早泄是人体命门虚衰，肾气不固，精液妄失施泄造成的。在临床上，一般采取温补命门的方法治疗。在推拿按摩学中，在人体背部第2、3腰椎棘突间正好有一个命门穴，与人体命门相对应，可以采用按摩命门穴的方法温补命门。

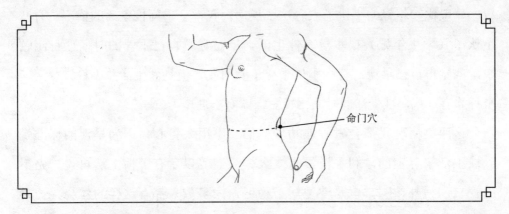

命门穴

　　我首先让他俯卧在诊疗床上，找到命门穴，点燃艾条在命门穴周围做回旋灸，让皮肤稍稍发烫，然后用手掌大鱼际抵住命门穴做按压动作。每次按压都要压实，让被施术者出现腰部的紧张感，按压300~500次，停歇一会儿，用拔罐的方法在命门穴上留置一罐，15分钟后起罐。

　　之后，这位患者朋友每周来我这诊疗2次，坚持了2个多月，终于初见成效。我在给他按摩的时候，他欣喜地告诉我这两次性生活比以前好多了，时间延长了许多，夫妻感情也更加稳固和谐了。

4

战胜无精少精，地机穴为你送福音

有些男性朋友会有这样的苦恼——每次射精的时候觉得量非常少。在这节内容中，我先给读者们科普下男性生殖知识。每次正常射精量是2～6毫升，正常性生活是无法估量精液量的，因为女性也会分泌液体润滑阴道。只有在做检查或者手淫时，才会对射精量有个直观的判断。

在临床上碰见少精的患者朋友大部分都比较年轻，以大学生多见，他们都是因为手淫的时候突然偶尔几次射精量非常少，射出的都是果冻状、颗粒状的黏稠物而感到非常害怕，于是就来医院就诊。

其实这些患者朋友有一个共同的原因，就是手淫过于频繁了。正常的性生活频率虽然在临床上没有定义，但是也不宜过于频繁，以自身不出现疲乏、劳累为宜，一般二十多岁的小伙子每周2次左右即可。

射精过于频繁了，体内前列腺功能恢复没有那么快，所以前列腺液分泌得较少，就会出现少精甚至无精的现象了。出现这些症状也无须担心，只要做完生殖系统的检查没有发现器质性病变，就不会有太大问题，平时注意休息保养和控制射精的频率，一般都会恢复正常。

中医一般认为少精或无精是因为人体精血亏虚。中医里讲"精血同源"，肝血依赖肾精的滋养，肾精又依赖肝血的不断补充，肝血与肾精相互滋生、相互转化，精与血都化源于脾胃消化吸收的水谷精微。精血的来源一部分是先天所养，另一部分就是后天的水谷精微。

地机穴是足太阴脾经上的腧穴，又是郄穴。在中医典籍里对郄穴就有描述："郄是空隙意，气血深藏具。"脾主运化，人体的水谷精微物质、水液都靠脾土的运化，所以按摩地机穴对于精液的化生有促进作用。

地机穴位于小腿内侧，当内踝尖与阴陵泉的连线上，阴陵泉下3寸，所以要找地机穴，最主要先找到阴陵泉穴。阴陵泉穴位于人体的小腿内侧，膝下胫骨内侧凹陷中，与足三里相对（或当胫骨内侧髁后下方凹陷处）。

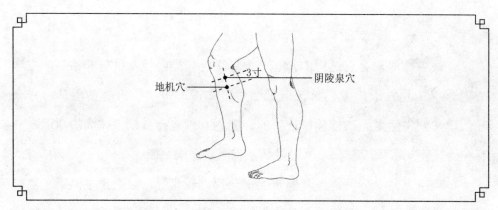

曾经有个大学生来找我看病，来就诊的时候闪烁其词，面带难色，十分不好意思。开始我不清楚他为什么来看病，在我的再三追问下，终于弄清楚了。原来他这几次手淫的时候感觉精液的量非常少，在卫生纸上就一点点，和原来相比差远了，并且精液的形状也有所改变，这几次都是颗粒样果冻状的，十分黏稠。

我首先给他做了一个精液常规检查，结果回来，显示精液量少，刚好达到下限，才2毫升，但是其他的指标都没有问题。我就用言语宽慰他，让他不用这么紧张。问了他手淫频率，果然不出我所料，他这段时间刚交了女朋友，所以手淫的频率较高。我让他自己控制一下，可以多参加一些课外活动，转移下注意力，别整天一个人待在宿舍里。

我并没有开任何药物，但是教给他一个按摩地机穴填补肾精的方法。我手把手教他找到位于小腿内侧的地机穴，单手拇指指腹按压在地机穴上，顺时针方向按揉30～50圈，然后再以地机穴为中心，摩揉整个小腿50圈左右。注意让圆圈的轨迹经过地机穴，最好揉到觉得小腿肚子热热的。如果想起到很好的疗效，建议在睡前和晨起半小时之内，各做1次。

我还让他平时空闲的时候，也可以买一个按摩锤，锤击地机穴，频率不用太快，每分钟50次左右即可。

过了一段时间，这位大学生因为感冒来我这儿就诊。他说上次我教他按摩地机穴的方法非常管用，再也没有出现少精现象了。希望我这次还能教他按摩推拿的办法来治疗感冒，就别吃药了。

5

阳痿不再忧，横骨穴治好难言之隐

阳痿也是一种男性朋友们难以启齿的疾病。其实老百姓平常说的"阳痿"并不等同于医学上的阳痿，大家说的阳痿大部分都是临床上的"勃起功能障碍"。

这都是因为目前我们社会对男性健康知识的普及还不够，很多男性朋友都对这些知识不甚了解，再加上现在铺天盖地的医疗广告的误导，只要男性朋友稍微有些问题或者不舒服，都会往阳痿上靠。在这节内容中，我和大家普及一下。勃起功能障碍一般在临床上都会以半年以上的时间来界定，偶尔出现的一两次不算。并且，要以性生活的质量和时间来决定，手淫的不算。

有些患者朋友来我这儿就诊，一看才十几岁。我一般会先非常委婉地问一句："有女朋友吗？"患者一般都会回答没有。我接着问："有性生活吗？"如果患者还说没有，我就会开导患者，这种通过手淫来判断自己阳痿根本就是无稽之谈，不要太在意。阳痿大多数都不是由器质性病变引起的，一般都是心理因素占主要原因。等以后有了性生活，还不和谐再来找我看病。

阳痿和勃起功能障碍在临床上是两种疾病，阳痿的程度要更深一些，指的是完全无法勃起，这种在临床上治疗比较困难，而我们平常说的大部分"阳痿"都是勃起功能障碍，只是由于某种原因，出现勃起不坚或者勃起的时间不够持久，还没有射精就痿软了，这种情况在临床比较多见。

现在对于勃起功能障碍的治疗有一种特效药，广大读者朋友应该都知道，那就是万艾可，俗称"伟哥"。只是中国人封建思想严重，对于万艾可的治疗方式不太认可。万艾可对勃起功能障碍一般都有疗效，但都是在过性生活前半小时服用，用一次管一次用，不用就还是不行。加上万艾可价格昂贵，大概九十多块钱一片，医保还不报销，所以在临床上，患者朋友很少接受这种治疗手段。

中医对于勃起功能障碍的治疗有一套理论，但是在临床上疗效不太稳定，对于有些人效果明显，对于有些人却完全没有效果，有效率和万艾可比起来要差一些。我在临床上治疗勃起功能障碍时，一般会和患者朋友讲清楚，可以试试，但是有可能没有什么疗效。

中医认为阳痿是青壮年男子由于虚损、惊恐、湿热等原因，致使宗筋失养而弛纵，引起阴茎痿弱不起，临房举而不坚，或坚而不能持久的一种病证。在临床上一般从肾论治，以补肾益精为主。

横骨穴是足少阴肾经上的腧穴，位于下腹部，当脐中下5寸，前正中线旁开0.5寸。从横骨穴分布的位置上看，处于人体的中部，多条神经、血管、韧带在横骨穴周围穿行通过，以及数条经络环绕其中，而且男性生殖器也在横骨下，说明横骨穴是人体承上启下的重要枢纽。按摩横骨穴既能补肾益精，又能滋养宗筋，对阳痿有一定的疗效。

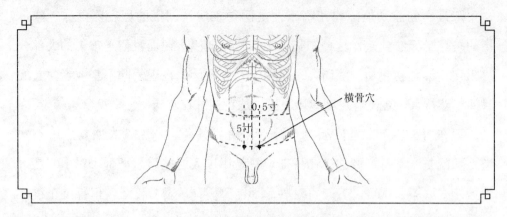

　　前段时间有位二十多岁的男性患者朋友到我这里看病，他结婚度完蜜月回来，感觉这几次性生活都不怎么如意。我细细地问了一下病情，原来这个小伙子新婚不久，度蜜月的时候性生活太频繁了，导致了勃起有些障碍。

　　了解情况之后，我先让他禁欲一个月，这个月先不要过性生活，然后找到横骨穴，教他回去如何按摩。我们双手先互相搓热，叠放在横骨穴上，一手的掌根在横骨穴上做回旋按摩运动，力度可以大一些，因为手掌的受力面积较大，受到的压强会小一些。按摩推拿300个来回左右，然后用手掌从横骨穴向下摩擦至腹股沟，摩擦至皮肤出现温热、微微发烫为止，会有种温热的感觉在会阴部运行。

6

告别遗精，可用中封穴

健康未有性生活的男性，性成熟后每个月出现1～2次的遗精是正常现象。因为"精满自溢"，精液在精囊里储存得满溢了，就会在晚上睡眠的时候以性冲动的形式排出体外。

在这节内容里，我要给广大读者朋友介绍的是一种病态的遗精方式——滑精。这种遗精并不是在睡眠的时候，而是在大白天患者朋友有自主意识的情况下，精液自主溢出。患者朋友发生这种情况一般会比较尴尬，内裤都湿了，也不好意思说，就难受一整天。

滑精一般都是由于先天禀赋不足，加上后天失养，造成肾气不固，精液外溢，是一种病态的遗精现象，广大的读者朋友应该引起注意。

中封穴是足厥阴肝经上的经穴，在"井、荥、输、经、合"五腧穴中五行属金。"中"是正中的意思，"封"是封堵的意思，光从字面上就可以看出此穴对于精液妄失施泄、异常排出体外有封堵的作用，对滑精有一定的疗效。

中封穴位于人体的足背侧，当足内踝前，商丘穴与解溪穴连线之间，胫骨前肌腱的内侧凹陷处。

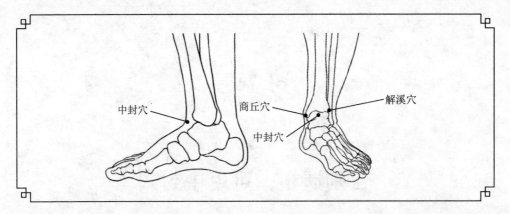

曾经有个高中生到我这儿就诊，他父亲带他来的，他们两人刚走进诊室，我怎么看着像爷爷带着孙子，不太像父子。委婉地一问才知道是老来得子，父亲五十多岁才生的这么个男孩。可是这个孩子最近有些奇怪，老是三天两头回来换内裤，换得太频繁了。

因为现在生活条件好了，都有洗衣机。开始家长还没发现是遗精了，以为是孩子在学校嬉戏打闹弄脏了内裤。后来家里偶尔一次停电，需要手洗衣服，孩子的母亲才发现。一问孩子，才知道这段时间，孩子要进行月考，一遇到紧张的事情，孩子大白天上课的时候就会出现滑精的现象。孩子又怕家长骂，所以一直隐瞒着，已经持续两个多月时间了。

我一看这个孩子的体形比较瘦小，背部也挺不直，蜷缩在一起，耷拉着脑袋，一看就比正常的孩子要体弱一些。再一摸脉，脉象沉细，舌苔淡白，面色黧黑，是典型的肾气不足，不能固摄肾精。

我当时就选取了中封穴进行治疗，先给他开了一些附子和艾条，捏碎艾条，将打碎的艾绒用手捻成米粒大小的圆锥形艾炷。取一片附子盖在中封穴上，将艾炷放在附子上，点燃艾炷，当局部微微红热时立即让孩子抖动脚踝，将艾炷抖掉，再施以第二炷，连续灸4～5壮。

灸后在局部用双手拇指指腹从脚踝前部向中封穴按揉，会有一股酸、麻、胀、痛带着温热的感觉向大腿根部穿行。按揉300～500次，让他的脚踝做逆时针的旋转运动，活动筋脉，每天最好按摩1次。

这个高中生连续来我这儿按摩推拿治疗了1个多月，每次我都用同样的方法给他按摩中封穴。功夫不负有心人，男孩的遗精有了好转，现在白天已经基本不会出现遗精的现象了，孩子也能安安心心地学习，但是晚上遗精的次数还有些多。

我把艾灸的治疗停了，让他回去经常按摩中封穴巩固治疗，早晚各一次，晚上睡觉之前一定要按摩一次。又过了一段时间，孩子父亲来感谢我，说孩子现在已经痊愈了，晚上也不怎么遗精了，说还好有我的治疗，不然他都不知道该怎么办，孩子年纪轻轻就这么遭罪，都怪他这么晚才生他。我安慰他说："别太自责了，现在孩子不是好了嘛！回去后继续按摩，以免复发了。"

7

太溪穴，帮你滋阴补肾、强健腰背

经常可以听见男性朋友唠叨："最近腰酸背痛，都直不起腰来。"其实广大读者朋友都会把男性腰酸背痛和肾虚联系起来，而女性的腰痛一般会发生在月经前后，和血虚密切相关。

中医里讲的"肾"和西医里的"肾脏"是两个概念。中医将腰府所在的部位称为"肾"，又有"左肾右命门"之说，男性纵欲过度，肾气耗伤，腰失所养，则出现腰酸背痛的症状，在临床上治疗可以从肾论治。

太溪穴是足少阴肾经的原穴。"太"指的是大，"溪"指的是溪流，太溪穴名意指肾经水液在此汇聚成较大的水流。此穴又是原穴，肾经的气血本原在此发源，是肾精生成的物质基础，所以按摩此穴有滋阴益肾、壮阳强腰的功效，对于腰酸背痛有很好的疗效。

太溪穴位于足内侧，内踝后方与脚跟骨筋腱之间的凹陷处。简便取穴时，在脚的内踝与跟腱之间的凹陷处，就是太溪穴。

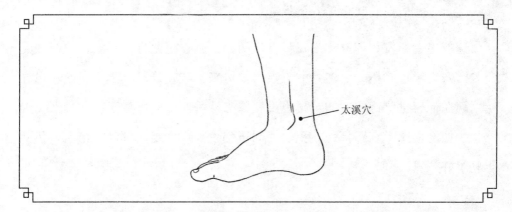

太溪穴

曾经有一名证券公司经理来我这里就诊。他年轻的时候为了事业四处奔波应酬，把婚姻大事耽误了，到了四十多岁事业小有所成的时候才结婚，娶了个刚毕业的研究生。

他陪夫人又是逛街，又是四处游玩，也许是岁数大的缘故，结婚不到半年，就感觉到腰酸背痛，腰背部像是被掏空了一样，整天感觉很空虚，坐在椅子上都要用个东西垫着，不然就觉得少了些啥。

我先给他做了CT等检查，没有明显的疾病，只有一些退行性病变，也是由于年纪较大引起的。对于这种无明显诱因的腰背酸痛，我除了用一些补肾益精、强筋健骨的药物之外，还给这位患者朋友支了个招，让他回去买一包艾条，然后点燃艾条对准太溪穴来回旋转，使局部出现温热为宜。这样一方面可以调动足少阴肾经气血，另一方面也可以活血通经。

然后，我就让他在椅子上坐着，抬起一只脚，将袜子褪去露出脚踝，我就选取了太溪穴按摩，我用的也不是平常大家用的指按法，而是借用了工具——刮痧板。我用刮痧板在这位患者朋友的下肢顺着足少阴肾经从上到下刮动，到太溪穴的位置我会特意停顿一下，用力向下按压。

刮动的力度不宜太大，次数也不要太多，以皮肤出现红润为宜，按压太溪穴以出现微微的疼痛为佳，每次按压10次左右，每天可以坚持3～5次。

随着我的按摩，这位患者朋友就感觉到有一股热流从下肢往上窜动到腰部，腰部也出现温热的感觉，其实是足少阴肾经的水湿之气携热上行，温润濡养腰部。

　　这位患者朋友每周都会来找我复诊两次，回去也坚持用我教他的办法艾灸太溪穴。经过大概一个多月的治疗，他再来找我复诊时，直夸我的医术高明，现在他感觉腰部实实的，再也没有原来那种空虚的感觉了，并且现在走路也不像之前感觉在踩棉花。单位的同事都说他现在走路都呼呼带风，仿佛年轻了好几岁。

8

慢性前列腺炎，会阴穴来调节

一提到慢性前列腺炎，我就有很多话要和广大的读者朋友说。因为现在很多私立医院都用能根治这个疾病来行骗，在这节内容里，我要和大家普及下慢性前列腺炎的基础知识，希望广大读者朋友看后能够对它有明确的认识，别再被网上的一些虚假医疗广告欺骗了。

一般男性患者朋友出现一些慢性前列腺炎的症状，例如尿频、尿不尽、阴部坠胀、睾丸下坠感强烈、下腹部隐痛在就诊之前都上网查询过，网上一般都说前列腺炎这个病的后果很严重，例如会导致阳痿、早泄、不育等。

在这节内容里，我需要给大家普及一下慢性前列腺炎的正确知识。慢性前列腺炎是基本每个男性朋友都会得的疾病，就相当于感冒是每个人会得的疾病一样，只有症状轻重之分。喝一顿大酒、吃一顿辣火锅、熬夜等都有可能出现慢性前列腺炎的症状（尿频、尿不尽、会阴部坠胀、睾丸下坠感强烈、下腹部隐痛等）。症状较轻的一般会自愈，较重的可以吃一些药物辅助治疗。症状好了、减轻了，就别管它，否则越想症状就越重。有些患者就是工作忙时啥事情都没有，一闲下来就会感觉症状加重了。其实中医对于减轻慢性前列腺炎的症状有很好的疗效。

　　会阴穴是任脉上的腧穴，它位于人体肛门和生殖器的中间凹陷处。它的所在之处是前列腺在体表的投影部位，按摩会阴穴相当于间接地给前列腺按摩。前列腺炎出现的原因就是湿热郁结，阻遏前列腺气血运行，气血运行不畅则出现坠胀、隐痛的症状，属于中医里讲的"不通则痛"。

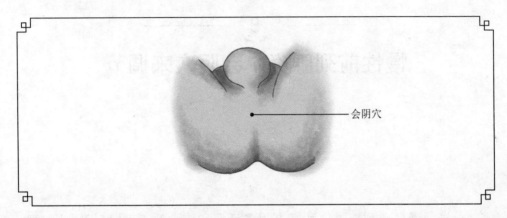

会阴穴

　　会阴穴与人体头顶的百会穴（前面章节介绍过）连成一条直线，贯穿人体。百会在上为阳，接应天气；会阴在下为阴，吸引地气。二者相依相靠，互为因果，统领全身真气在任督二脉上的正常运行，维持体内阴阳气血的平衡。经常按摩会阴穴，能疏通前列腺气血运行，促进体内阴阳的互换与协调，对调节生理和生殖功能有独特的作用。

　　这两周我就收治了一位二十多岁的小伙子，他就是典型的慢性前列腺炎患者。会阴部坠胀感强烈，只能坐着，稍微站起来走两步，因为重力的作用，他就感觉会阴部下坠得厉害。原来前两天同事聚会，他一下没忍住多喝了点儿酒，吃了些辣的食物，第二天就感觉不行了，晨起上厕所的时候，会阴部就有种火辣辣的灼热感。

　　我一边给他科普了慢性前列腺炎的知识，一边教他按摩会阴穴。因为会阴穴的位置比较特殊，所以一般可以在家按摩，将手作握拳状，然后将拳头放在会阴部，身体前倾，将全身的重力支撑点放在拳头上。这时会阴部会有明显的充实感，拳头可以适当地转动一下，挤压会阴部的肌肉，间接地对前列腺进行按摩。每按摩5分钟左右，就站起来活动一下，促进血液的循环，会有比较轻松的感觉。

在办公室里，因为会阴穴比较隐私，用手按摩起来非常不方便，所以可以用其他的物体代替。再教给读者朋友们一个小妙招，可以买一个老北京人平常把玩的小葫芦，也不太贵，将小葫芦垫在会阴部来替代拳头做按摩运动。

我给他开了两周清热利湿的药物，交代他最近饮食要清淡，别吃辛辣的食物，然后让他坚持按摩会阴穴加强治疗。过了两周，这个小伙子回来复诊，说我教给他的按摩方法非常有效，当天回去他按摩了一次后就感觉好多了，之后每天都坚持，现在已经差不多完全好了。

9

前列腺增生，时常按摩京骨穴

上一节内容我们介绍了年轻人易患的慢性前列腺炎，这节我们就来说说老年人的前列腺疾患。一说到前列腺增生，广大的读者朋友肯定都非常熟悉，因为这是老年男性朋友一定会出现的疾病。

有些读者朋友会有疑问，为什么每个男性朋友都会得呢？说完这个疾病的两个诱因大家就明白了。其中一个是老年男性，另外一个就是有功能的睾丸，所以临床上对于前列腺增生有个一劳永逸的治疗办法就是去势手术（把睾丸切了），但是一般的患者朋友都不会接受。

前列腺增生在中医里归到"癃闭""淋证"的范畴，因为前列腺增生在临床上最主要的症状就是对于排尿的影响。由于前列腺的解剖位置特殊，它的体积增大有可能会对尿道形成压迫，所以会影响排尿的通畅，严重时会出现尿潴留。

有些读者朋友还会提出疑问，说："我见过有人就前列腺增生，他活到七八十岁都没有什么不适。"再和大家科普一下，前列腺增生是每个正常男性朋友随着年龄的增长都会出现的现象，只是有些人前列腺增生的部位比较好，体积向外增长，不压迫尿道，在临床上就不会出现不适的症状。

现代西医对于前列腺增生已经有很多很好的办法了，例如抗雄激素类药物治疗、手术治疗，在临床上都可以取得良好的疗效。中医在这方面一般以辅助治疗和养生保健为主，对于出现一些轻微症状的患者朋友，我建议可以用中医按摩推拿的方法预防前列腺增生病情的发展。

对于那些出现严重症状的患者朋友，我建议用西医的手段先解决严重的症状，因为前列腺增生导致的尿潴留有可能对肾功能有影响。我在临床上碰见过这样的患者朋友，他前列腺增生都导致尿潴留一年多了，也不进行系统的治疗，最后两侧的肾盂严重积水，其中一侧肾脏都水囊样变了，最后只能行肾切除手术。

对于前列腺增生的治疗，我在临床上一般不愿意从前列腺论治，因为前列腺外表有一层坚实的包膜，药物都很难渗透，所以临床上对于前列腺疾病的治疗都十分困难，更何况是按摩疗法。

因为前列腺增生最主要的症状就是排尿困难，所以我会以解决患者朋友的临床症状为主，选用足太阳膀胱经的原穴——京骨穴。"京"指的是人工筑起的高丘或圆形的大谷仓的意思，"骨"指水的意思。膀胱经的湿冷水气在此处聚集，所以按摩此穴有促进排尿通畅、利尿通淋的功效。

在临床上，按摩推拿对于老年人的疗效都非常有效，因为他们信奉中医，在心理上也有一定的疗效。曾经我就遇见过中医的忠实粉丝，这种患者朋友的医从性非常高，所以治疗起来很容易收到效果。

比如两年前我就收治过一位五十多岁的男性患者，他是位出租车司机。这位患者朋友给我的印象非常深刻，他是位中医迷，就是在上班开车的时候都得听中医养生节目的电台。他来我这儿就是因为最近排尿特别费劲，解个小便恨不得要三五分钟。我给他做了一个泌尿系统的B超检查，显示有明显的前列腺增生。

因为症状不是很重，我让他除了药物治疗之外，晚上睡觉之前可以试试按摩京骨穴。京骨穴位于足外侧，第5跖骨粗隆下方，赤白肉际处。按摩之前可以先泡10分钟的热水脚，让足部的气血循行畅通，然后用拇指指腹对准京骨穴用力按压，以出现轻微的疼痛为止。每次按压时的力度要大，程度要深，每天持续按压300～500次。

这位的哥过了两周回来开药，说不但小便通畅多了，现在整个人都感觉比以前精神了许多，特别感谢我教他的按摩方法。现在小区里的老大爷们都和他一起在用我的方法按摩京骨穴，感觉效果特别好。

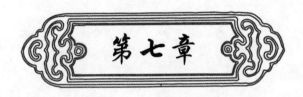

第七章

上班族推拿——心明眼亮手灵活

宁神醒脑，提高工作效率，你有神庭穴

现代人的工作节奏非常快，生活压力也非常大，特别是在写字楼里工作的白领们，每天都对着电脑，下班再经过两个小时的路途颠簸，回到家倒头就睡。周而复始，这种生活方式非常不健康，导致很多年轻的上班族整天昏昏沉沉的，就好像没睡醒一样。

在西医里有个专有名词形容这种情况，叫作"亚健康状态"，而中医一般认为这是由于痰或湿邪蒙蔽清窍，清窍受阻而出现的头涨昏痛、头重如蒙、五官感觉不灵、嗜睡困乏的症状，所以在治疗上采取宁神醒脑的方法。有个穴位对于头部的昏沉有很好的疗效——神庭穴。

神庭穴是督脉上的腧穴，位于头部，当前发际正中直上0.5寸。在中国古代神话故事里，有"天庭"一说，指的就是神仙住的地方，而神庭穴就是人体的天庭。"神"指的是元神，"庭"指的就是宫廷、庭堂。中医说"脑为元神之府"，意思就是说人的精神、智慧等是从大脑生发出来的，而神庭就是脑府最中心的地方，所以按摩此穴有宁神醒脑的功用。

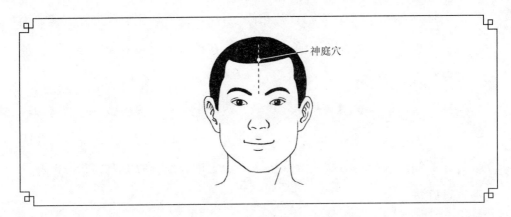

神庭穴

我在医院工作，有段时间护士长总是愁眉苦脸的。我一问，原来都是她家孩子闹的。她女儿从事金融工作，本来工作压力就大，每天都早出晚归的，所以整个人显得非常疲惫，在家除了睡觉都不干别的。

这段时间孩子工作业绩不好，精神状态更是糟糕，好几件本职工作都办砸了，被公司领导狠狠地教训了一顿，回家之后抱头痛哭。母女心连心，作为母亲总是心疼孩子的，孩子这么遭罪，母亲也非常着急。

我说："在医院工作，这么便利，怎么不来找我啊，赶紧让你孩子来就诊。"护士长说看我平时工作这么忙，不太好意思。我说："都是同事，有什么大不了的，就当加班了。"

第二天，她家孩子来了，是个二十多岁的小姑娘。刚见面的时候，一看就是一副没睡醒的样子，耷拉着脑袋，打招呼的时候皮笑肉不笑的。她虽然化了妆，显得比较干净，但是也掩盖不了她忧郁的神情。

我让她坐在椅子上，先用砭石在头上顺着头发的生长方向划动，刺激头皮，让头部的血液流畅，然后双手五指伸开，自然地放在她的头顶，做挠头的动作。频率不要太快，每分钟30～50下即可，注意手指和头皮要成一定的角度，用指腹按摩，不能用指尖，以免指甲划伤头部。

然后用拇指蘸取少量的清凉油，五指呈自然放松状态扣在她的头顶，拇指指腹在神庭穴的位置轻轻按揉。嘱咐她闭上双眼，随着缓慢的按摩频率呼吸吐纳，思想要呈放松状态。按揉时会觉得头部越来越清醒，眼部会有忽明忽暗的闪烁感。每天可以按揉2次，早晚各1次。最好卸完妆再进行按揉，因为化妆品也相当于附在人体上的一种负担，在按揉神庭穴时一定要全身心放松才能取得更好的疗效。

刚按摩完，护士长的女儿睁开眼，变得神采奕奕，说的第一句话就是："真爽，好久都没有这么神清气爽的感觉了！"我让护士长回去继续按我刚才的方法照葫芦画瓢地给女儿继续按摩，让她彻底地摆脱亚健康状态，开开心心地过好每一天。

过了一段时间，我坐在护士站里和同事们聊天，就看见护士长的女儿满脸笑容地走过来，一看精神状态就和之前的不一样，简直可以用焕然一新来形容了。她一看见我就连忙谢谢我，说我教给她的按摩方法真管用，现在整个人都精神了，上班再也不昏昏沉沉的了。

按摩太冲穴，让你心平气和，处事不惊

在职场中会和形形色色的人打交道，有时候一些轻微的行为举止都会导致工作的失败，所以心情和态度对于一个职场人员来说非常重要。

读者朋友会发现有些人很容易受外界因素的干扰，遇到点儿事动不动就生气发火，这就是中医里所说的肝火旺盛。肝为"将军之官"，在情志方面主怒，人体发怒时，往往走的是"肝经"路线。我们平常形容一个人生气时的模样为"眼睛突出""青筋暴露"，这些都是肝经旺盛的突出表现。

太冲穴是足厥阴肝经上的原穴，是肝经气血发源之地，肝表现的个性和功能都可以从太冲穴找到形质。"太"是大的意思，"冲"形容冲射的状态，肝经的水湿风气在此穴处向上冲行，所以按摩此穴有清泻肝火、疏解心胸的功效，对改善急躁易怒、闷闷不乐等情绪有很好的作用。

太冲穴位于足背侧，第1、2趾跖骨连接部位中。简便取穴时采取正坐或仰卧的姿势，以手指沿蹰、次趾夹缝向上移压，压至能感觉到动脉应手，即是太冲穴。

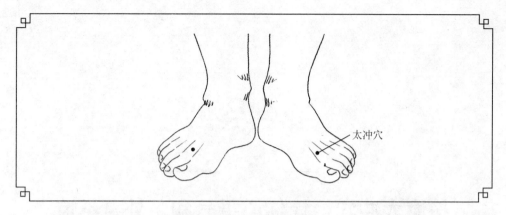

有些同事在单位出了名的厉害，和谁都待不到一起去，基本上天天都有矛盾。在我们医院也不例外，特别是急诊。原来我在急诊科工作的时候，就有这么一个护士和我搭班，那时她差不多35岁，已经算是临床上的老护士了，工作那是一把好手，经验非常丰富。唯一不好的地方，就是三天两头有病患和她吵架，在楼道里大吵大闹。

开始我还没觉得啥，认为在工作上和患者有些磕磕碰碰很正常，但是后来我才发现，基本上每次和她搭班，就有患者朋友投诉，说我们态度不好。我一看这样不行啊，一天大部分时间都花在和患者解释上了，很影响工作进度。

我就找这位护士了解了一下情况，原来她自己也控制不住自己，有些时候因为很小的一件事，她的火气"噌"地一下就上来了，逮谁骂谁，争吵完就后悔了，觉得自己不对，没控制好自己的情绪。因为老是发火，她也没少挨领导的批评。

我看她双目突出，体毛很重，声音洪亮，开始我还怀疑她有甲亢的嫌疑，让她做了甲状腺功能的化验，化验结果也没有太大问题。

我除了从言语上开导她，让她以后得注意控制自己的情绪之外，还教给她一个降肝火的按摩推拿方法——按摩太冲穴，让她回去试试。

按摩之前先用温水泡脚15分钟，使足部肌肤腠理舒展开来。

第二步用双手握住足部捏按，可以稍微加强力度，从脚尖部持续捏按至

164

脚踝，可以看见足部红润的颜色逐步退到脚踝处。然后突然松手，足部一下又恢复红润的肤色，这时会有一股热流通向足心，非常舒服。

前面的准备工作做好之后，就可以按摩太冲穴了。双手握住足部，然后拇指对着太冲穴，做向内的冲击运动，稍微有些疼痛为宜。每分钟60次左右，连续冲击300次，再从第二步开始循环操作。每天可以在睡前进行1次，每次以20~30分钟为宜。

这位护士如获至宝，回家后天天用我的方法按摩太冲穴。过了一个多月，我和她搭班，慢慢地发现，她情绪起伏的次数少多了，不和患者较劲了，投诉也少多了，整天乐呵呵的，说话语气和缓了许多。我和她打趣道："今天怎么不骂人了？"她不好意思地笑道："多亏了你教的按摩推拿方法，不然我都不知道该怎么办呢！"

3

眼睛酸胀干涩，按压血海穴补充肝血

现在我们在上班时，面对最多的是电脑，下班回家时又看电视和手机，眼睛基本上时时刻刻都在面对着显示屏。大部分显示屏都是以高频率闪现的形式显示出来的，只是频率太快，人们的眼睛无法辨别而已。这样对眼睛的伤害非常大，很容易造成眼睛疲劳，引起酸胀干涩的症状。

对于眼睛的保护，可以在办公桌上养一些绿色的植物，每个小时都看看绿色，然后闭目养神5分钟，来缓解眼睛疲劳。大部分读者朋友肯定还有个非常不好的习惯，我要和大家说一下，就是晚上睡觉之前，都关灯了，屋里漆黑一片，还会掏出手机刷一会儿，然后才睡觉。其实这样对眼睛的伤害特别大，为了我们眼睛的健康，最好能够改掉这个坏毛病。

中医里认为肝开窍于目，眼睛的视觉功能有赖于肝气之疏泄和肝血之营养，所以对于眼睛的酸胀干涩可以从肝论治。肝血充盈，向上循行濡养眼球，则眼睛明亮舒适。

肝主藏血，脾主统血，肝血的充盈有赖于脾对水谷精微的化生作用。血海穴是足太阴脾经上的腧穴，"血"指的是受热变成的红色液体，"海"形容的就是血液奔腾运行如大海状。脾又主统血，足太阴脾经所生之血汇聚于此，所以按摩此穴有运化脾血、补充肝血的功效。

血海穴位于股前区，髌底内侧端上2寸，股内侧肌隆起处，在股骨内上髁上缘，股内侧肌中间。

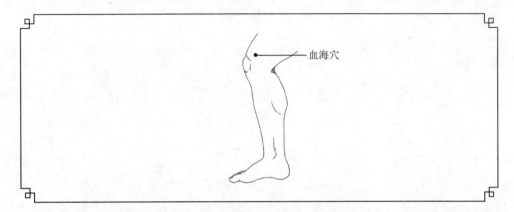

血海穴

有个在金融街工作的白领给我留下了很深的印象。她来的时候，化了很浓重的妆，特别是睫毛，粘了假睫毛，还擦了香水，一进门就闻到一股刺鼻的香味。

原来她这段时间感觉眼睛酸胀干涩，特别难受，上班的时候还要一直盯着电脑看股票的走势。开始她也没太在意，以为是太劳累引起的，多休息休息就好了，没想到现在症状特别严重，基本睁不开左眼，看人的时候左眼一直在眨巴缓解干涩的症状。

她去眼科做了眼底的检查，连续滴了一周的眼药水也没见效，实在没办法，通过熟人介绍到我这里看病。我让她赶紧把妆卸了，这段时间就别化妆了，因为化妆品对眼睛也是一种刺激。

然后我给她开了一小包杭白菊，让她回去后每天早上上班之前泡一杯，用泡好的菊花茶熏蒸双眼，熏蒸的时候不要直直地对着杯口，要离杯口有段距离，用手轻轻地向双眼的方向扇杯口冒出的水蒸气，防止烫伤。

熏蒸10分钟以后双眼会有舒适感，这时候就可以按摩血海穴。血海穴的按摩和其他的穴位不一样，需要我们盘腿打坐。我们可以坐在瑜伽垫上，双腿互盘，然后将拇指和其余四指分开，虎口贴着大腿的肌肉，从腿根一直推到我们的膝盖内侧，再从膝盖推到脚踝最高点。

这时候我们之前准备的菊花茶已经凉了，将菊花茶喝下，取泡好的菊花轻拭双眼。千万不要再用清水清洗，用毛巾将粘在眼睑上的菊花等残留物擦干净就可以了。每天都可以按照这个方法操作2次，早晚各1次。

治疗肩部软组织损伤，按压肩井穴

最近几年，在临床上碰到肩部软组织损伤的患者朋友越来越趋于年轻化，之前的患者朋友大多数都是像农村种田和外来务工这些从事重体力劳动的人。现在大多数是职场的白领们，因为这些职员上班的时候一直保持着僵硬的看电脑姿势，忙起来一连好几个小时都不活动，久而久之，肩部的肌肉就会出现软组织损伤。

肩部软组织损伤最主要的症状就是疼痛和活动受限。有些患者朋友来就诊时，健侧的手搭在患侧的肩膀上，第一句话就是："大夫，我这边手都抬不起来了，一动疼得厉害。"从中医的角度可以认为是肩部气血流通不畅导致的"不通则痛"——长时间固定同一个姿势，肩部气血运行不畅，肌肤腠理和筋脉失去气血濡养则活动不利。

在治疗上可以以活血行气为主，而肩井穴是肩部气血藏聚的空隙，属于足少阳胆经上的腧穴，按摩此穴可以调动肩部的气血运行，活血、行气、通经，对于肩部的软组织损伤有明显的疗效。

简便取穴时一般采用正坐、俯伏或者俯卧的姿势，肩井穴位于人体的肩上，前直乳中，当大椎与肩峰端连线的中点，即乳头正上方与肩线交接处。

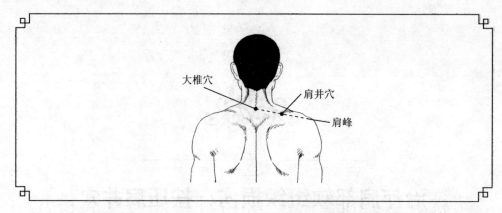

前段时间有位白领来找我看病，他就是典型的肩部软组织损伤。刚来的时候，右边的肩部向内蜷缩着，左手捂住右侧肩部。原来他这段时间在编一个程序，工作量有点儿大，在单位拼命干活，晚上还熬夜通宵加班，一天都休息不了几个小时。终于身体扛不住了，向他发出了警告，右边肩部已经完全不能动弹，显得很是僵硬。

我让他先去拍了个X线片，检查结果出来骨头没事，就是软组织损伤。我先用手掌心贴在他的右肩部，手臂伸直，用上半身的重力压在他的肩膀上，推着掌根从颈侧向外侧运动，每一下力度都要用得深沉，频率要缓慢，每分钟推行10次左右即可，推行5分钟，缓解肩部的肌肉紧张度。

然后让他的右手搭在我左手肘部，我左手抓住他右手的肘部，这样就形成一个杠杆。我左手慢慢地做小幅度画圈的回旋运动。随着他胳膊的回旋，肩关节也随着运动，这时候操作一定要缓慢，以被施术者能够承受为宜。千万不可急于求成，使用暴力，这样很容易造成被施术者受伤。

当被施术者患侧肩部稍微舒适一些后，我们就可以进行肩井穴按摩。双手握拳，凸出拇指，将拇指指腹深按在被施术者肩井穴上，用上身的重力向下。这个穴位非常敏感，只要找对地方，被施术者很容易就有酸、麻、胀、痛感向手臂走窜。大概经过了半小时的按摩推拿，这位患者朋友深深吸了一口气，耸了耸肩，边活动右侧的肩部边说："舒服，肩部也活动开了，不那么僵硬了。"我又给他开了一些活血化瘀的药物，让他一周到我这里复诊2次巩固疗效。

5

落枕导致颈部酸痛，配合红花油按摩大椎穴

手机已经变成现代人必不可少的工具，很多年轻的朋友会觉得一分钟不看手机就浑身难受。上班的时候看电脑，下班的路上低头看手机，势必会造成颈部肌肉的劳损。晚上睡觉时，有些时候看着手机就睡着了，这种无意识状态下睡着一般会出现稀奇古怪的姿势，早上起来出现落枕也就很正常了。

西医一般认为落枕是由于睡眠时姿势不合适，颈部处于过伸或过屈的状态导致的。临床上一般建议休息和使用一些止痛的药物，并没有什么好办法。这就是祖国医学大放异彩的时候了，中医对于落枕有一套自己的理论学说，特别是推拿按摩治疗落枕特别有效。

大椎穴属于督脉的腧穴，位于人体颈背部，中医里有"腹为阴，背为阳"之说，再加上手足三阳的阳热之气由此汇入本穴，并与督脉的阳气上行头颈，穴内的阳气充足满盛如椎般坚实，所以按摩大椎穴可以调动人体阳气上行头颈部，调和阴阳，对于落枕有很好的疗效。

大椎穴位于第7颈椎棘突下凹陷中。简便取穴时让被施术者正坐，尽量低头，该穴位于人体的颈部下端，第7颈椎棘突下凹陷处。若突起骨不太明显，让被施术者活动颈部，不动的骨节为第1胸椎，约与肩平齐。

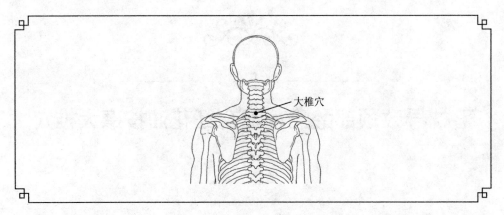

大椎穴

我曾经收治这样一位患者朋友，她是银行大厅的前台，挺年轻的一位小姑娘。我下午出门诊，刚走进诊室就看见她歪着脑袋，双手捂着颈部坐在椅子上等我，看见我来了，焦急地说："大夫，快给我看看吧，我的脖子动不了了。"

我边穿白大褂，边询问。原来这位小姑娘上午笔直地站了几个小时，趁着中午休息的时候趴在桌子上眯了半个小时，因为太累了，头就这么枕在胳膊上睡着了。上班时间到了，别人叫醒她的时候，她吃惊地发现脖子动不了了，稍微一动就疼得厉害。因为离我们医院距离比较近，她就赶过来看病。

我用手摸了摸她的颈部，可以感觉到颈部肌肉的僵硬，碰都不能碰，一碰小姑娘就嗷嗷地乱叫。我让护士加热了一个电蜡袋，先用电蜡疗的方法给这位小姑娘进行热敷，缓解她颈部肌肉的紧张状态。

5分钟过后，她颈部出现温热的感觉，我将电蜡袋取下，用拇指蘸取了一些红花油，然后用指腹抵住大椎穴，从大椎穴开始一直沿着脊柱向上推行至发际。力度开始要适中，逐渐加大力度，直到被施术者出现酸、麻、胀、痛的感觉。在推行的时候可以用另外一只手扶住被施术者的额头，推行150~200下，颈背部中间会出现一道红印子，这时小姑娘说比刚来时好些了。

我让她轻微地转动头部，小姑娘的脖子还是不能动弹，歪着脑袋。我去护士站取了艾条点燃，在距大椎穴1.5~3厘米的上方，在皮肤上做顺时针转动。通过局部艾灸温热的刺激，使毛细血管扩张，促进血气在经脉中运行流动，调和气血，疏通经络，使红花油药力深透皮肤腠理，直达病所。

艾灸了15分钟左右，最后用拔罐的方法在大椎穴处留置一罐，然后我让小姑娘静静地俯卧在诊疗床上休息。15分钟后起罐，我又用拍法在小姑娘颈部轻轻拍打，缓解肌肉的疲劳。

施术完毕，我让小姑娘坐起来试试转动脖子。小姑娘开始还小心翼翼地尝试着转动，发现不疼了，立马活动开来，一边活动脖子，一边满脸笑容地说："谢谢大夫啊，一下子就好了，脖子不疼了，太神奇了！"我让她回去之后睡前用毛巾热敷巩固治疗，别太劳累了。她满意地走了。

6

治疗颈椎病的特效穴是大杼穴

前面一节讲解了落枕，这节内容和广大的读者朋友介绍一个颈部常见病——颈椎病。颈椎退行性改变是颈椎病发病的主要原因，其中椎间盘的退变尤为重要。现代人一般都是因为不良的睡眠姿势、不适当的体育锻炼、不当的工作姿势导致颈椎慢性劳损引起的。

中医学中虽然没有专门的"颈椎病"病名，但是颈椎病属于"痹证"的范畴，古代医书典籍中也有"筋出槽，骨错缝"的说法，将筋、肌肉、骨等有机地结合起来，在治疗上更注重于疏经活络，调节内脏的整体康复。

大杼穴是足太阳膀胱经上的腧穴，又是八会穴中的骨会。大杼穴位于脊柱区，第1胸椎棘突下，后正中线旁开1.5寸，因为第1胸椎椎体较大而得名。中医里有种治疗方法叫作"疼痛寻阿是"，就是由于大杼穴靠近颈部，又是全身骨气聚会之处，所以按摩此穴有强筋骨的作用，对于椎骨变形压迫脊髓的颈椎病有较好的疗效。

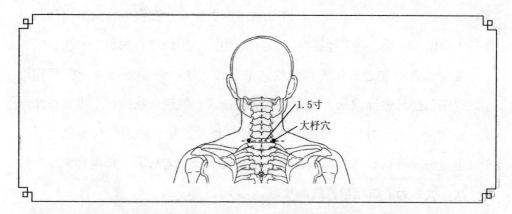

1.5寸

大杼穴

　　一般颈椎病老年人得的比较多，近几年有年轻化的趋势，和现代人生活节奏加快有关系。曾经有一位30岁左右的男性患者朋友找我看病，说最近总是觉得颈部不舒服，一扭头就有"嘎嘣嘎嘣"的响声，而且手臂会时不时麻一下。

　　一开始我看他这么年轻以为是项韧带劳损，但是因为有手臂麻木的症状，我留了一个心眼，给他开了X线片的检查，其实就是想排除下颈椎病。没想到结果出来，我吃了一惊，居然还真是颈椎病，椎体压迫到脊髓了。不过发现得还算及时，并不是很严重。

　　我让他今后一定要注意坐、卧的姿势，并且平时要多锻炼。现在病情不是很严重，还可以用保守治疗的方法缓解，等到严重的时候就得动手术了。

　　我让他背坐在椅子上，露出颈部，我先沿着脊柱两侧用手来回擦动，促进局部的血液循环，让头颈部微微发烫，然后用右手从后面绕过他的颈部，让他的下巴垫在我的肘关节里。左手扶住他的肩部，右手向上提拉，左手向下按压。这时的动作要轻柔，切勿使用暴力。通过这样简单的牵引，让颈部椎体间隙变大，从而缓解症状。

　　牵引完毕后，让被施术者休息5分钟左右，然后用拇指指腹垂直用力按压大杼穴。按压时指腹轻轻晃动，逐渐加大力量，可以明显感觉到手底下有两团筋节，这就是颈椎病在穴位处的反应体现。继续按揉直到被施术者感觉到明显的酸、麻、胀、痛，坚持5秒钟后松开手，用掌根抚摸穴位周围缓解一下，继续按揉。如此反复操作，并让被施术者配合，在向外、向上揉搓时，做低头动作；向里、向下揉搓时，做抬头动作，连做8次，每日2～3次。

这位患者朋友之后每周都到我这来复诊一次，开始还服用一些药物治疗，现在已经只进行按摩推拿的纯手法治疗了。他说自从进行了推拿按摩疗法，症状就一天天好转。虽然复查了几次X线片，椎体的退行性变化没有改变，但是临床症状好多了。现在他已经变成了我的老病人，每周都来推拿按摩一次，就是为了防止颈椎病的加重。

7

"硬肩族"，你可以求助肩髎穴

读者朋友们可能会有疑问，什么是"硬肩族"呢？硬肩族的标志性特征之一就是因为肩膀常年维持一个姿势而导致肩膀僵硬。用老百姓的话说，就是肩膀总是绷着劲儿。

在职场中的重要工作场合，总有人会对"硬肩族"说："没事，别紧张，放松点吧！"可是一旦到了关键时刻，"硬肩族"不由自主地会紧张起来，使劲儿绷起肩膀。虽然绷紧肩膀，向前挺胸，好像让对方感觉到你的自信和决心，然而一旦肩膀过于僵硬，绷紧的肌肉就像给胸廓绑了一层胶带，会使呼吸不畅，心跳加快，给肉体造成负担。在这种不自然的状态下工作，会导致很多工作任务失败。因此，"硬肩族"在工作场合，会给人们留下过度紧张的不良印象，也常会出现人际交往的障碍。

"硬肩族"一个很重要的诱因是我们的呼吸方式。当压力无从释放，情绪烦躁不安时，人会自然进入"浅呼吸"状态。由于浅呼吸很短促，因此肩膀频繁地上下运动，肌肉总是绷着劲儿，久而久之就成为了"硬肩族"。

在治疗"硬肩族"时，可以从人体的呼吸运动下手，按摩推拿配合呼吸吐纳的方法有神奇的疗效，具体的方法在后面会讲到。

肩髎穴是手少阳三焦经上的腧穴。"肩"指的是人体肩部，"髎"指的是空隙。中医认为"硬肩族"是清气不升、浊气不降、呼吸开阖失常导致的，所以在治疗上以升清降浊为主。用肩髎穴治疗"硬肩族"有很好的疗效。

肩髎穴位于肩部，肩髃穴后方。简便取穴时让被施术者的手臂外展，在肩峰后下方凹陷处取穴就是肩髎穴。

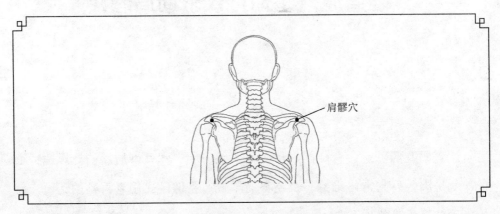

曾经有个职场女性朋友来找我看病，她是干销售的。刚进诊室的时候，我还真没发现她是"硬肩族"。和她交谈的过程中，她有一个动作引起了我的注意——她右边肩膀时不时向前耸一下，带动手臂向前划动。她说："这是不自主的习惯动作，因为老是觉得肩部僵硬难受，需要做这种动作缓解一下。"

她就是因为这个动作而烦恼。她是做销售的，在和客户的交谈过程中老是有这种动作，客户都会觉得她非常怪异，所以工作任务经常完成不了。领导已经找她谈过几次话了，再不行就得换工作了。

我一边用言语宽慰她，一边让她做手臂外展的动作。一开始我并没有选择穴位的按摩，先是用拿法将她肩部的肌肉放松，然后用摇动手臂的方法，适当地将肩关节打开。

我双手拽着她的右手，然后甩动，让她的整条手臂做波浪运动。这时候操作一定要缓慢，以被施术者能够承受为宜，千万不可急于求成，使用暴力，这样很容易造成被施术者受伤。

通过我小心翼翼的操作，将她的肩部肌肉活动开了之后，我又选取了肩髃穴，用双手的拇指指腹按住肩髃穴，然后让这位患者朋友微微地左右摇动颈部。

指压时可以让被施术者配合呼吸吐纳的方法。首先收腹，向下按压时用鼻子吸气，让腹部慢慢吸满空气，然后双手的拇指指腹在穴位处停顿3～5秒。被施术者这时短暂憋气，手指向上放松时，再经由鼻腔将气吐出。如此反复20次，然后轻轻地拍打肩部放松一下。我让她回去后可以练习腹式呼吸的方法，避免胸廓的运动加重肩部的负担。她每周来我这按摩推拿治疗2次，经过2个多月的治疗。突然有一次复诊，她兴高采烈地来找我，一进诊室就听见她说："太感谢您了，今天必须请您吃饭，帮我解决大问题了。现在肩部放松多了，工作也顺利多了，这次又谈下一个大单，奖金不少，晚上请您吃饭，一定要赏脸！"我客气地说："都是本职工作，太客气了。请客吃饭就不必了，晚上家里人还等我回去吃饭呢。"我又给她开了一些疏经通络的中成药，让她回去吃巩固治疗，没什么问题就不用来复诊了，她开开心心地拿完药回去了。

8

治好肩关节炎，试试按摩青灵穴

在前面的章节中讲了很多关于肩部的疾病，例如肩周炎、"硬肩族"等，这节又出现一个肩关节炎。读者朋友们会问，这有什么区别啊？

肩关节炎和"硬肩族"很好区别，因为"硬肩族"根本就不算炎症引起的疾病。肩关节炎和肩周炎有一定的混淆性，肩关节炎是指肩关节内部的附属结构（如滑膜、韧带、肌腱等）出现病变，导致肩关节疼痛、活动不利等症状，也可能牵连到附近的肌肉组织，出现肌肉疼痛感；肩周炎是指劳累等因素导致的肩关节周围肌肉过度使用，进而出现的肩关节周围肌肉疼痛，由此可能牵连到肩关节，导致肩关节活动不利的症状。

中医认为肩关节炎是气血失养、筋脉弛纵不利导致的，而肝主筋，其色为青，所以治疗上可以活血行气。

青灵穴是手少阴心经上的腧穴，心经之血的气化之气在此以水湿云气的形式运行。"青"为肝之主色，"灵"是灵巧活动的意思。按摩此穴有运化心血、舒筋活络、散风止痛的功效，对于治疗肩关节炎有很好的疗效。

青灵穴位于臂内侧，极泉穴与少海穴的连线上，肘横纹上3寸，肱二头肌的内侧沟中。简便取穴时，在肘横纹上端用四指并拢一靠，另一侧凹陷中就是青灵穴。

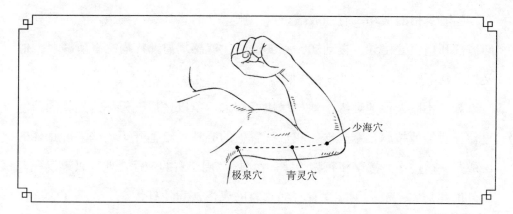

在临床上遇到肩关节炎的患者朋友并不多，因为肩部作为人体的半活动关节，既不容易出现劳损的情况，也不容易出现废而不用的情况。但是在临床上待得久了，还是能遇到这样的患者朋友。

我就收治过这样一位患者朋友，通过检查，他就是典型的肩关节炎。当我说出他的职业时，广大的读者朋友就会明白，他是一位举重运动员。长时间的训练导致他的肩部负重太过，现在出现肩部的疼痛症状，刚开始他还以为是自己训练时不小心导致肌肉扭伤，后来才发现症状越来越严重，都开始影响他正常训练了。

他来看病的时候很焦急，因为再过半年他就要参加比赛了，现在肩关节疼痛肯定对成绩有影响。我让他做了几下抡手臂的动作，只听见"嘎嘣嘎嘣"清脆的关节运动声。用手掰了一下他的肩关节，他没有太大反应，只是在按压关节的部位时，他才有明显的疼痛感。这个情况说明他肩关节炎并不是很严重，只是在初期，治疗起来效果也会比较好。

我一边用言语宽慰他，让他别着急，一边给他进行推拿按摩。我选用的就是青灵穴，按压青灵穴的时候，手底下可以明显地感觉到有个硬疙瘩，这就是气血运行不畅引起的机体反应。我一开始并没用采用按摩的手法，而是用温热的水袋敷在青灵穴上，并且拿了一个烤灯照射肩部。

　　大约10分钟后，等他的肩部出现舒缓的感觉，我才用手抓住他的肘部，拇指指腹对着青灵穴做拨动和推拿动作，频率不用太快，每分钟保持40下左右。随着手指的拨动，有一股酸、麻、胀、痛的感觉会从被施术者手臂处起向肩部和指尖处传导。拨动300～500次，他就感觉肩部疼痛感有所减轻。他又抡了几下胳膊，之前"嘎嘣嘎嘣"的关节运动声也减少了。

　　为了不耽误他的训练，他想尽快好起来，所以之后天天都跑到我的诊室里，让我给他按摩推拿一次。我也理解他的心情，给他开了一些消肿止痛的中成药。通过手法按摩和药物治疗，经过了2周左右的治疗，他高兴地发现，肩部的疼痛完全消失了。我看着他欣喜的表情，和他打趣道："拿了金牌，到时候别忘了我的功劳啊。"他露出雪白的两颗大门牙，憨笑道："不会的，不会的，到时候一定来感谢您！"

深掐内关穴和外关穴，治疗晕车有奇效

一提到晕车，作为晕车族的一员，我就有千言万语想和大家说。我相信广大的读者朋友中有很多人和我一样，一上车就晕得厉害。

导致晕车主要的原因是人体耳朵内的内耳前庭器功能太强大，对于人体平衡的变化感觉太灵敏，例如稍微的加速度变化都会引起剧烈的反应。对于其他的感觉器官，我们都会希望灵光一点儿好，谁都希望眼睛更明亮一些，耳朵听得更清楚一些，鼻子闻得更香一些，但是平衡感觉器功能的敏感度适中即可，不然太遭罪了。

我对于晕车有切身的体会，晕车的时候就感觉胃里翻江倒海，特别恶心，脑袋也晕得厉害，整个人就像生了重病一样。晕车还和我们经常坐不坐车有关系，我记得小时候刚开始坐车的时候就晕得特别厉害。随着年龄的增长，坐车次数的增加，现在也能坚持坐两三个小时而没有什么异样的感觉了。

对于晕车我还发现了一个特别怪异的现象，就是有些人坐车的时候晕得不行，当自己开车的时候一点儿也不晕。我就属于这种类型的，所以一般出去玩，需要坐车的时候，我都会主动出来当司机。这可能和人的注意力有关系，在临床上治疗晕车也可以试试转移注意力的方法。

再和读者朋友们说两个减轻晕车症状的方法。上车之前一定要休息好，劳累状态很容易就导致晕车，例如我在早上坐车的时候，因为经过一夜的睡眠休息，就不怎么晕，而中午坐车的时候就很容易晕。

还有就是饮食，一定不能空着肚子坐车，这也是非常容易导致晕车的因素，有些时候晕车可以用催吐的方法来缓解症状，肚子里没有东西，吐不出来，又止不住吐，只能嗷嗷地往外反黄胆水和胃液，那滋味别提有多难受了。

在车上的体位也非常重要，能够减轻晕车的症状，能躺着千万别坐着，能坐着千万别站着。在车上如果是靠背椅，尽量让背靠向后倾斜，头向后仰，腿尽量前伸，使人成半躺的姿势，这样也能缓解晕车的症状。

在中医里有组穴位对于晕车的治疗有奇效，它就是内、外关穴。内关穴在前面的章节中有提到过，在此就不做重点介绍了。外关穴是手少阳三焦经上的络穴，又是手少阳和阳维交汇之处，三焦经气血在此胀散外行，外部气血被关卡不得入于三焦经。内、外关穴相当于人体的两道关卡，控制气血的翻腾运行，所以按压此处有防止呕吐、眩晕的功效，对于预防晕车有很好的疗效。

外关穴位于阳池穴与肘尖穴的连线上，腕背横纹上2寸，尺骨与桡骨之间。简便取穴时让被施术者采用正坐或仰卧，俯掌的姿势，该穴位于人体的前臂背侧，腕横纹向上3指宽处，与正面内关穴相对，相当于外关穴位于手臂背侧，而内关穴位于手臂内侧。

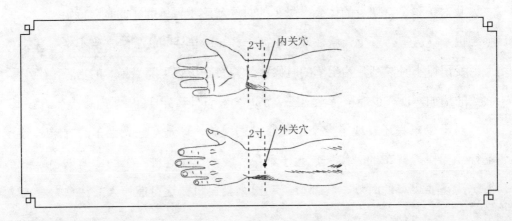

　　曾经有一次单位组织活动，要坐3个小时左右的车。我坐在车上，本来就有点儿身体不适，再加上路途遥远和山路的崎岖，这车在路上开得一颠一颠的，我感觉整个人都不舒服了。我知道我的晕车症又犯了，赶紧找了后排两个没人的座位躺下。

　　我闭紧双眼，用右手的拇指和示指深深地掐在内关穴和外关穴，掐按的时候力度要大，指尖要垂直于手臂，每2～3秒掐1次，让皮肤出现指甲的痕迹，每侧坚持5分钟，然后换侧进行，有一种酸麻胀的感觉会从受力点处向手指和肩背部放射。按摩的时候手掌需放松呈生理弯曲状态，切勿攥拳或伸直。

　　通过深掐内关穴和外关穴，我终于感觉好一些了，头晕恶心的症状也缓解了许多，长舒了一口气。经过一路的颠簸，到达目的地了。我站起来，感觉还不错，只在车上晕了一小会儿，不然这次得难受了。

腋下异味重，极泉穴来帮你

腋下有浓重的异味，对于职场工作人员来说，是个巨大的烦恼，不但影响工作的开展，也不利于人际的交往。

有些人会因为腋下异味重，特别是"狐臭"产生不健康的心理，非常不自信。别人有意无意说的一些话，他都会和自己联系，认为是别人在嘲笑他，久而久之就成了抑郁症，所以在临床上对于腋下异味重的患者朋友除了从根本上去除异味之外，还需要从心理上进行开导。

让患者朋友意识到腋下异味重只是人体腋下汗腺过于发达，分泌大量的汗液夹杂不饱和脂肪酸和细菌作用发酵产生气味，这是人体正常的一种生理反应，就和有些人晕车是一样的道理。

在临床上有个治疗腋下异味重的特效穴——极泉穴。我们经常会和患者朋友唠叨："极泉在手中，狐臭就没有。"极泉穴是手少阴心经上的腧穴，位于腋窝顶点，腋动脉搏动处。"泉"指的是泉水，形容人体水液在腋下喷涌而出的状态，所以按摩此穴能控制腋下排汗，对于腋下异味重有一定的疗效。

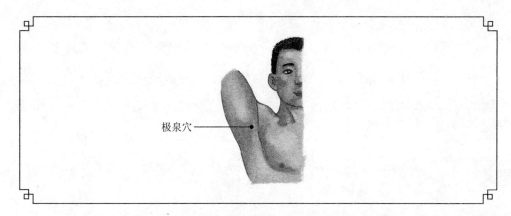

极泉穴

　　曾经就有一位在金融街保险公司上班的小伙子找我看病，他就有严重的狐臭。每天和商界人士打交道，需要面对面交谈，所以他对于自己狐臭的毛病十分介意。在找我治疗之前，他已经去好多家医院看过了，西医的方法也用过了，中药也吃了不少，但是狐臭的毛病一点儿也没减轻。他十分苦恼，整个人都处于崩溃的边缘。每天为了减轻狐臭带来的影响，上班之前他会喷洒大量的香水，用香水的味道来掩盖他狐臭的异味。

　　其实他并不知道，香水味和狐臭味夹杂在一起，那味道有多么的刺鼻，再加上他又是个男士，整天香水味这么浓重，首先就给客户一种怪异的感觉，所以最近好几单生意都被他搞砸了。这段时间的业绩很不理想，如果再这样下去，他就得辞职走人了。由于之前尝试过很多治疗方法，试过很多偏方，吃过很多种药物也不见好转。对于狐臭的治疗他已经心灰意冷，这次只是抱着试试看的态度前来就诊。

　　我首先用言语宽慰他，让他对于狐臭的治疗要有信心，狐臭在临床算个小病，并不是什么致命性的疾病。平时可以勤换内衣，上班时多带几件内衣去，定时更换，保持腋下的干燥和干净，防止细菌的滋生。

　　然后我又手把手教他如何按摩极泉穴。极泉穴的按摩推拿，我在临床上一般用弹拨法。首先我教他如何找到极泉穴，先用右手拇指尖端按压他左侧极泉穴，方向要和腋窝垂直，用适当的力度向下按压，一下一下拨弄，此处腋神经、腋动脉、腋静脉集合成束，弹拨时手指下会有条索感。注意弹拨时手指要用力向内勾按，弹拨的速度不要过急。

也可以让被施术者左手手臂向上做举重的动作来配合我们的按摩，因为举重的动作可以使腋窝成舒张开合状态，这样弹拨的刺激可以充分透过穴位，深达肌肤腠理，以产生酸、麻、胀、痛、热和走窜等感觉为最佳。弹拨的时间不要过久，弹拨的强度要适中，持续3～5分钟后，逐渐松开手指，再用手托着肩部做回旋的放松动作，如此反复操作。左右两手交替进行，每日坚持3～4次。

和他讲完极泉穴的按摩方法后，我又给他开了一些苦参、地肤子等中药，让他在每天坚持用中药浸液清洗腋下的同时，一定要坚持按摩极泉穴。他点点头向我允诺肯定会坚持的。

每周他都到我这来复诊一次，刚开始疗效并不是很理想，甚至他都要放弃了。在我的鼓励下，这个小伙子一直坚持着，每天用中药清洗腋下再加上按摩极泉穴。

大约过了3个月，突然有一天，这位小伙子兴高采烈地来我这复诊，直接冲进我诊室吓了我一跳。他握住我的手开心地说："李大夫，太感谢你了，上周症状就好多了，气味不像原来那么冲鼻子了，我居然开始尝试着放弃香水啦。"我也替这位小伙子感到高兴，笑道："继续坚持下去，用我教的方法治疗，以防狐臭疾患的反复。"他点点头满意地离去了。

拯救"鼠标手"手腕痛，按压手三里穴

读者朋友们对于"鼠标手"应该再熟悉不过了，这是现代人才常有的疾病，因为古代根本就没有电脑，所以基本就不会出现"鼠标手"。

对于"鼠标手"这个疾病，很多人会认为就是普通的腕管综合征，是最常见的周围神经卡压性疾患。说专业点儿就是正中神经在腕部的腕管内受压迫而引起手指麻木和功能障碍。

其实大家还忽略了一个症状，那就是手掌肤色的变化。"鼠标手"和腕管综合征不能简单地等同，因为"鼠标手"典型的一个表现就是在手掌尺侧（小指那侧）掌根部皮肤会有颜色的变化，轻则变红发硬，重则皮肤起了一层黑色的老茧并且皲裂破溃，这是由于长时间使用鼠标，和桌面或者鼠标垫摩擦引起的。经常用鼠标的读者朋友们可以伸出手看看，基本上每一个经常用鼠标的人都会有。

在临床上，治疗"鼠标手"一般会主要针对手腕部的疼痛，因为这个症状对人平时的生活影响巨大。大家平时用鼠标都会用自身的常用手，一般是右手，所以当右手出现毛病时就会很不方便，既不能用力，又不能持物，生活会变得很别扭。

我在之前的章节里重点介绍过足三里穴。足三里穴作为人体重要的保健要穴，在手部有个穴位和它遥相呼应，这就是我们这节内容要讲的手三里穴。

手三里穴属于手阳明大肠经上的腧穴，位于前臂背面桡侧，当阳溪穴与曲池穴连线上，肘横纹下2寸。简便取穴时，让被施术者曲肘，将中间三指并拢往肘横纹上一靠，另一端凹陷处就是手三里穴。

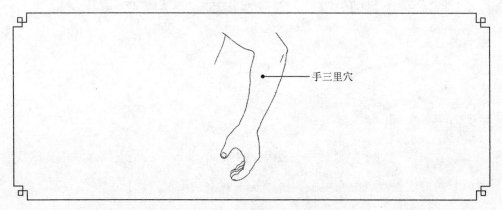
手三里穴

手三里穴和足三里穴一样，是手部多气多血的穴位，按摩此穴可以调动气血，使气血运行舒畅，对手腕部进行濡养，所以对治疗"鼠标手"有一定的疗效。

最近几年，在临床上碰见"鼠标手"的患者朋友越来越多，可能和电脑越来越普及有关系，大部分都是年轻人。前段时间我就收治了一位小姑娘，她是银行的柜台职员，她来的时候左手托着右手的腕部，说："大夫，快给我看看吧，这两天疼得厉害，都不能动弹，只能这样举着，一动就疼。"

原来这位患者朋友是骨科那边推荐过来的，已经用外抹的活血止痛药抹了一周了，还是不管用。我慢慢把她手掌翻过来，看见她掌根尺侧那块就是红红的，很明显就是"鼠标手"。

手三里穴的按摩和足三里一样，在临床上也有个小窍门。手三里中的"里"也通"理"，"三里"指的是手三里能够调理人体手臂的"上、中、下"三段，手腕部的位置靠上，属于"上"，按压手三里穴的时候就需要同时使用向上的力度；靠近肘部的疼痛属于"中"，就需要手指和穴位垂直，向内按压即可；手臂靠近肩侧的地方就属于"下"，在按压手三里的时候就需要同时使用向下的力度。

手腕部属于上，所以我在按压的时候，双手的拇指指腹全都放在手三里穴上，用碾压的方法双手同时向上挤按，手部从按压处至指尖会感觉到有股热流在向上窜动。按压时力量可以稍稍重一些，每次按压300~500下，按摩完在手三里穴的地方会留下一个深坑，可以再用擦法，迅速地用示指和中指在手臂上来回摩擦，平复皮肤上的深坑。

对于手掌根部尺侧出现的肤色变化，对于小姑娘来说实在不美观，我给她开了一个北大医院院内制剂，然后让她回去每天洗完手后抹一些，改善皮肤的症状。

这位患者朋友在我按摩完毕，活动了一下手腕，惊喜地发现手腕能动了，笑道："真神了，刚才还疼得动不了，现在和没事的人一样。"我知道这点是暂时的症状好转，并不是疾病的治愈，我让她过两天再来复诊。

过了两天，果然她的症状又变得和之前一样，我说："这个疾病就这个特点，最近别再用电脑了，休息静养一下。"之后她每天都到我这里进行按摩推拿，经过一个多月悉心治疗，终于把她的"鼠标手"治好了。她总是笑呵呵地说："这情况一天天见好，终于不用遭罪了。"